營養師教你不用怕

用實證科學破解27個常見飲食迷思

蔡正亮—著

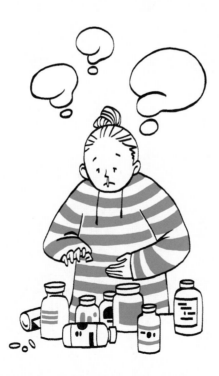

推薦序

擁有正確觀念，吃出健康快樂人生

文長安　│輔仁大學食品科學研究所、餐旅管理系兼任講師
　　　　　前衛生福利部食品藥物管理署技正

　　作者蔡正亮先生是個年輕人，年輕人寫的書果然很不一樣。正亮在書中引用了非常多的科學證據佐證，真是了不起，這真是一本很棒的著作。

　　我與正亮熟識的時間不長，他是在我快要退休之前進入衛生署食品衛生處服研發替代役，而後繼續在改制後的衛生福利部食品藥物管理署食品組服務；他給我的感覺，是一個專業觀念很正確，也特別想為社會盡力的年輕人。

　　現代人飲食的奇異特色是「重視人云亦云的偏方、每天服用保健食品」，究其目的，就是為了自己身體的健康，可是身體真的因此比較健康嗎？

　　2017 年 9 月經濟部統計，臺灣營養保健食品從 2015 年起產值逐漸上升，連續 3 年正成長。工業局指出，保健食品產值已經突破整體食品業的一成，推估 2016 年產值達 750 億元。

　　既然保健食品支出提高，身體應該更為健康才是，可是衛生福利部國民健康署 2017 年 12 月公示資料，卻明白指出，2015 年癌症發生人數為 105,156 人，比前一年增加 2,009 人，罹癌人數持續創新高，平均每 5 分鐘就有 1 人罹癌，比前一年

加快 6 秒，刷新「癌症時鐘」最快紀錄。若是相較中國大陸 13 億 5000 萬人口來計，臺灣則是每 5.1 秒就有一人罹癌。

　　罹癌的主要原因，大抵是吸進的與吃進身體的物質有問題。人無法控制「吸進的」物質，但「吃進的」食物卻很好控制；要控制得好，就在正確的飲食觀念。正亮這一本《營養師教你不用怕：用實證科學破解 27 個常見飲食迷思》即是打破民眾在飲食方面的迷思，教導大家正確的飲食觀念，避免花了大錢卻又損傷了身體。

　　舉凡正亮所提的 27 個常見的飲食迷思，在我生活周遭所接觸到的朋友也被說中了不少，關於益生菌、維他命 C、高蛋白質飲食、擔憂微波的輻射會貯存在食物內、三餐不離保健食品、迷信某單一食用油等錯誤觀念，多得不勝枚舉。正亮皆一一以科學證據予以導正，明白告訴讀者正確的觀念，並強調均衡飲食的重要性。我相信正亮花了很長的時間，才蒐集了如此完整的資料，我也很為讀者高興，可以因為閱讀這本書而得到「吃出健康、吃出快樂」的生活。

　　一本書的寫作，說起來容易，但實行起來卻很難，從正亮著作中的參考文獻，就可以知道他在寫書之前，已進行了多年飲食迷思資料的蒐集，並以各種飲食流言的敘述作為起始，逐步以實證科學資料輔佐論證正確的飲食觀念，與坊間其他類似的書籍大不相同，不但適合各大學餐飲、觀光、食品、營養、護理等科系參考使用，更是適合全體民眾共同閱讀分享的一本好書。

　　「破解飲食迷思、擁有正確觀念、攝取均衡飲食」是本書之訴求重點。我期望能藉由本書，讓讀者在享受美食的同時，更能對各種食品及其營養有更深一層的認識，達到「飲食觀念好、放心吃到老、用藥量減少、健保不會倒」之目標。

唯有了解真相，才能面對謠言話術不盲從

郭家芬 ｜實踐大學食品營養與保健生技學系教授兼系主任
美國普渡大學營養生化博士

在臺灣，只要說到「政治」和「吃」二個話題，即使沒有任何的專業背景，每個人都可以談上兩句。「政治」可以亂講而不傷身，但「亂吃」卻是會要人命的。網路上充斥著令人眼花撩亂的資訊，似是而非的保健養生訊息被大家瘋狂轉貼，再加上媒體企劃製播許多置入性和談話性節目，請來不是真專家的「專家」說些自以為是卻錯誤百出的話語，導致民眾全盤接收卻得不到全方位的健康。

多年來不斷有出版社詢問我是否能寫一本打破飲食迷思的書，但礙於繁重的教學、研究、服務已占滿了我的生活，一直未能完成。今年初當正亮邀請我為他的新書寫序時，我萬分驚喜自己的學生能完成這樣一本臺灣民眾迫切需要的內容，一本用實證科學破解飲食迷思的書。

正亮在本系就讀大學部時，即展現他對科普寫作的興趣，課餘時為報社撰寫健康相關文章。大學畢業後，正亮進入臺北醫學大學攻讀碩士，繼續接受嚴謹的科學訓練，累積自己在營養科學領域的實力，因而造就了今天這本內容紮實的好書。

　　有異於一般坊間的書籍，這是一本根據科學實驗的結果「有一分證據，說一分話」的書。對於一般民眾而言，閱讀這本內容紮實的書是一個挑戰，但請千萬別因此而只是隨手翻閱。我建議讀者們先從自己最有興趣的題目開始，耐下心來細細閱讀正亮為大家蒐集整理的資料，慢慢消化每個科學實驗的設計和結果，學習用證據去了解事情的真相，而不是人云亦云的盲從「網路上說」、「電視上說」。唯有知道真相，讀者們才能對坊間的謠傳和媒體上假專家的話術真正免疫。

　　雖然這是一本科普書籍，但我收到書後是把它當成論文一般細細閱讀，即使每個題目都是我熟悉的領域，但仍能有意外的收穫。很佩服正亮的毅力和努力，能為臺灣出版這麼一本擲地有聲的科普書籍，宣導正確的食品營養知識。能有如此傑出的學生，是我從事教育工作最大的驕傲。

　　真心向您推薦這本千萬不可錯過的好書！

推薦序

飲食適量均衡才是王道

黃雅惠　｜杏輝藥品工業股份有限公司研發中心總監

　　每當聽到身邊的人說：「維他命 C 是水溶性的，反正吃多了就會隨尿液排出體外，沒關係！」我總會問他：「雖然它是水溶性的，吃多了會隨尿液排掉不會累積在體內，問題是，你吃了高單位的維他命 C 以後，會再多喝水嗎？」

　　國小自然課有一個溶解度的實驗，不同的物質溶解度不同，但在溶液達飽和狀態時都有一樣的狀況：除非再增加溶媒（水），否則物質是無法再繼續溶解的。這個實驗大家都親自操作過，也都有概念，但為何我們攝取超過了身體所需的物質後，未再補充足夠溶解它的水分，就要它能夠順利排出、不造成任何負擔？這不是很奇怪的想法嗎？

　　維他命 C 在體內代謝後的產物草酸（Oxalic acid）會降低尿液 pH 值，增加形成草酸鈣（腎結石的主要成分）結石的風險。此外也會減少酸性藥物（如 Salicylates, Barbiturates）的排泄，並且增加鹼性藥物（如 Quinidine, Atropine, Amphetamine, 三環類抗憂鬱劑, Phenothiazines）的排泄，還會增加磺胺藥物產生結晶尿的可能性。

　　所以吃了比身體所需還多的物質後，絕對不會沒有關係，維他命 C 更不應該給小朋友當糖果吃。這也是為什麼正亮在

本書中一再強調：「一般成人，維他命 C 的每日建議量是 100 毫克」、「蔬菜、水果是維他命 C 豐富的來源……直接食用生鮮的蔬菜、水果是最理想、最有效益的方法。」

　　常常聽到有人購買綜合維他命時的考量是：「花同樣的錢，當然買劑量越高的越划算！」正是因為這樣的想法，造成市面上販售的維他命產品都是訴求「高單位」，而這樣的高單位劑量，已遠遠超過衛生福利部國民健康署建議的國人膳食營養素參考攝取量。

　　最適合人體所需的劑量，不會是越高越好。如同正亮在書中提到的，「若沒有缺乏維他命 B 群的狀況下，額外補充高單位的『維他命 B 群』，多半是超出身體需求，維他命 B 群多半被代謝而排泄掉。」只要能夠均衡飲食，養成規律生活作息習慣，加上每日適度的運動，就能維持健康的體態，無須再吃過多的營養補充品，來增加身體代謝與排泄的負擔。

　　很高興看到正亮針對時下最熱門，也最容易被大眾誤解的議題，以科學的觀點將正確的知識傳達給大家。如同正亮在書中提到的，「食材多樣化的均衡飲食型態才是健康飲食的根本」。讓我們大家一起努力，朝健康邁進！

作者序
科學是破解迷思的唯一途徑

近年來，從「食安議題」到「減重飲食」甚至是「保健食品」，總充斥著許多似是而非的飲食迷思。每過一陣子，就會有新聞媒體報導，造成不少民眾困惑與恐慌。同時，國內也經常出現並非營養專業人士，透過報章雜誌及各大電視，散播許多未經科學實證，過於果斷，頗具爭議的言論而誤導視聽。

個人深信，科學乃是破解迷思的唯一途徑，更是知識來源的基石。身為營養師，更期望用營養科學角度為出發點，輔以相關研究佐證，為每一位關注健康的朋友，提出最正確的營養知識。

正因「數據會說話」，在執筆過程中，我以力求客觀的角度，蒐集並分析相關科學文獻後再下筆撰寫。「專業與嚴謹」是對自己的期許，卻也必須在爬梳資料的過程中翻越重重障礙。因不同研究方法及性質，甚至文獻量的不足，都可能造成結果的差異。但，「實事求是」才是科學的精神，有多少證據說多少話。

書內目前集結的 27 篇提問，多是近年來熱門討論度高，但卻一時難解的飲食類主題。期盼能藉由書中的解說，帶給讀者朋友們全新的知性視野，以科學觀點破解長年以來爭議性高，卻廣為流傳的網路謠言。

每篇迷思除了以六大單元：「科學觀點」、「也許你曾聽說」、「事實的真相是」、「關鍵概念釐清」、「營養師小結

論」、「你可以這樣做」分別闡述之外，文末並附上相關實證的科學文獻，提供有興趣的讀者朋友們進一步的延伸閱讀。這是使用美國國家醫學圖書館（NLM）提供的醫學相關文獻搜尋引擎「PubMed」（www.ncbi.nlm.nih.gov/pubmed），依文字搜尋並按圖索驥，即能獲得相關資訊。

同時感謝「遠流出版公司」編輯團隊的悉心協助，本書才得以順利出版。另外，我也在遠流同仁們的鼓勵下，於 2017 年底成立臉書粉絲團「蔡營養師的大搜查線」。

正因科學不斷與時俱進，食安及營養議題更隨著新聞熱潮而輪番更迭。若讀者朋友們有任何想法或建議，非常歡迎大家透過臉書平臺與我交流討論。

本書從初稿至出版過程，承蒙各界專家們悉心指正，使本書更臻完善。感謝郭家芬教授的悉心指導，使本書在科學論證上經得起考驗；感謝黃雅惠總監提供的寶貴意見；感謝文長安前技正的支持與鼓勵；感謝楊淑惠教授的優質推薦；感謝黃曉薇營養師的細心指正。

最後感謝，書中內容所引述參考文獻其背後無數的「科學家們」，正因有他們珍貴的研究結晶，正確的營養觀念得以歸納成形，不再受謠言的烏雲蒙蔽。希望大家都能從這本書開始，掌握自己的健康人生，一步步迎向更自在的生活。

目錄 Contents

Chapter 1 日常生活的食安疑慮 ①

Chapter2 減重飲食的迷思破解 🔍

Chapter 3 慢性疾病患者好擔心

Chapter4 保健食品如何正確吃 ！

Chapter 1

日常生活的
食安疑慮

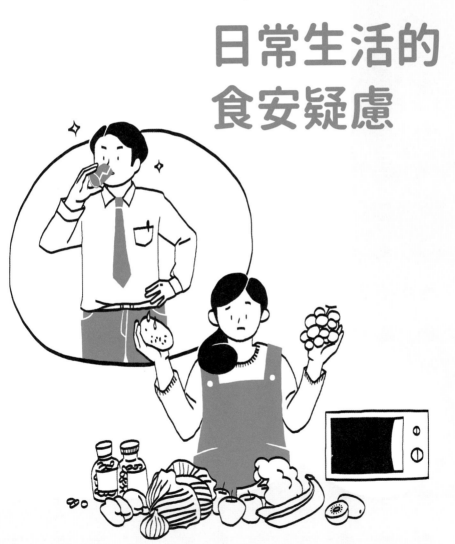

迷 思

01

維他命 C
可以預防、改善感冒嗎?

🔍 科學觀點

維他命 C 並不是藥物,因此不具有治療及改善感冒的作用。讓我們從認識維他命 C 的生理功能,來了解它與免疫之間的關係。

？ 也許你會聽說

　　每當快要感冒的時候，總會有人建議：「趕快多吃維他命C，這樣可以幫助預防感冒喔！」甚至，感冒症狀出現的時候，也會有人立即吃維他命C補充劑，認為這麼做可以對抗感冒。別覺得意外，這樣的迷思，不只臺灣，即使國外也都流傳已久。甚至你會發現，一般感冒成藥的成分，都少不了維他命C。久而久之，「多吃維他命C，可以幫助預防、改善感冒」的迷思便口耳相傳，似是而非地形成。究竟，維他命C扮演什麼樣的生理功能？為什麼有人總把「維他命C」跟「對抗感冒」連結在一起，以上是否有科學證據的佐證呢？

💡 事實的真相是

　　民俗偏方中就曾提過，當覺得快要感冒，或者已感冒了幾天，可以嘗試喝「可樂煮檸檬」，幾次下來，感冒的症狀便可逐漸遠離。這樣的說法至今仍有人深信不疑。有人認為檸檬含有豐富的維他命C，對感冒的預防及改善發揮了作用。可樂煮檸檬的適口性的確較佳，甜甜的、熱騰騰地入喉，或許有幾分保暖作用。不過，其實「煮檸檬」這個過程，卻無疑地破壞了維他命C。維他命C不耐熱，暴露空氣中也不穩定，陽光、熱及空氣都是維他命C的天敵。加熱後的維他命C，結構被破壞，失去營養特性，再加上可樂加熱後，碳酸會揮發成二氧化碳，所以實際上的可樂煮檸檬，只是比較有檸檬味道的糖水。

關鍵概念釐清　01

> 維他命 C 是一種水溶性的維他命營養素，人體無法製造，只
> 能藉由飲食提供。同時它並不是藥物，因此不具有任何治療及
> 改善感冒的作用。

　　維他命 C 是一種水溶性的維他命，我們身體無法製造，因此它是必須營養素，需要每天透過飲食來補充。維他命 C 的吸收方式不同於脂溶性的維他命（如維他命 A、D、E、K）。人無法大量儲存在體內，因此，當我們攝入超過身體所需的維他命 C（一般成人，維他命 C 的每日建議量是 100 毫克），多餘的量不會被吸收，而是隨著尿液流逝。

　　說到維他命 C 的生理功能，可說非常多元，首先，維他命 C 可以幫助「膠原蛋白」的合成。膠原蛋白是構成人體肌膚、骨骼、皮膚等結締組織的重要材料。所以，維他命 C 有助於傷口癒合，維持牙齒、肌膚及骨骼的正常發展。

　　另外一個功能是，維他命 C 扮演非常重要的「抗氧化」角色。它可以幫助我們身體清除有害的「過氧化物」及「自由基」。簡單來說，生物都需要呼吸以維持生命，呼吸需要氧氣，但氧氣是不穩定的分子，氧氣會在體內製造很多的負面產物，這些負面產物我們通常稱為「自由基」（free radicals）。自由基非常活躍且不穩定，它會攻擊細胞，增加氧化壓力，造成細胞損傷。一般科學家普遍相信，過多的自由基是導致慢性疾病與老化的主要因素。

關鍵概念釐清 02

目前還沒有足夠的科學證據支持「補充維他命 C 可以直接預防或改善感冒」。但是，維他命 C 確實在免疫系統發揮特定的生理功能，因此，具有健全的免疫系統則可以降低感冒的發生機率。

感冒起因多來自土壤或空氣中散播之細菌或病毒之感染，感染造成人體免疫系統有所反應，因此，引起一系列症狀，如發燒、喉嚨痛、打噴嚏、流鼻水等。如前面所提，維他命 C 的生理功能這麼重要，但跟感冒之間存在什麼樣的關係？國外已發表相關人體研究，試著找出問題的答案。

澳洲科學家 Audera 等人在 2001 年發表的研究中，招募 400 位健康成人進行長達 18 個月的實驗，最後完成實驗有 149 位。研究顯示，參加者補充高單位的維他命 C 之後（每日約 1000 毫克，是一般成人建議的 10 倍），後來得到感冒的人，症狀也並沒有改善，罹患感冒的時間也沒有因此縮短（註1）。

芬蘭科學家 Hemilä 及 Chalker 在 2013 年發表的研究，以「文獻統整後設分析」（Meta-analysis），蒐集 1966~2012 年所有有關「維他命 C 與改善感冒」的人體研究資料。經過統計分析後，作者歸納了重點，「目前沒有明顯的研究支持補充維他命 C 可以直接預防、改善感冒」。但作者指出，在某些特殊的案例下，例如對於正在接受嚴格訓練的馬拉松選手或極

限運動的選手等，補充維他命 C 之後，可以發現，得到感冒
的機率是明顯較低的（註2）。

美國科學家 Heimer 等人在 2009 年的文獻回顧報告則提到
不同的觀點，「不管是大人或小孩，某些情況下，補充維他命
C 也許有助於縮短感冒的持續時間，但對感冒症狀，沒有觀察
到有改善的情形（註3）」。

透過以上整理，我們可以了解「透過補充維他命 C，來達
到預防或改善感冒」仍是言過其實、沒有科學佐證的說法。不
過，單就理論來看，維他命 C 的確可能對生物的免疫系統發
揮某種程度的作用，有助於減少細菌感染的可能性，只是在人
體研究中，我們看不出這樣的結果。

德國科學家 Ströhle 及 Hahn 等人在 2009 年的報告指出，
「從細胞培養的實驗中，觀察免疫系統的巨噬細胞及 T 細胞，
在環境中需要有足量維他命 C 存在，才能增加細胞對抗外來
病原菌的能力，減少外菌入侵，降低感染機率（註4）」。瑞士
的科學家 Wintergerst 等人在 2006 年的報告表示，人在感染和
壓力的特殊生理情況下，血漿及白血球的維他命 C 含量會下
降，這可能說明免疫細胞會消耗維他命 C，以發揮正常的免疫
功能（註5）。

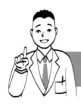

營 養 師 小 結 論

　　「透過補充維他命 C，來達到預防或改善感冒」仍是言過其實、沒有科學佐證的說法。但是，維他命 C 對人體的免疫系統扮演重要的功能。所以，如果在維他命 C 缺乏或不足的情況之下，可能影響免疫系統的正常運作，降低對抗外來病原菌或病毒感染的能力，則有可能增加感冒的發生機會。

　　每天攝取足夠的維他命 C（一般成人每日只需要 100 毫克），就可以維持正常免疫功能。感冒發生時，若特別補充補他命 C，想藉此改善感冒症狀或以預防感冒為目的，從現有的科學證據來看，效果是徒勞無功的。

富含維他命 C 之蔬菜水果

蔬 菜 類　以下蔬菜皆以生食表示，不經加熱烹煮
維他命 C（毫克）含量 / 每 100 公克

蔬菜	含量	蔬菜	含量
甜椒（紅）	138	青江菜	28
甜椒（黃）	127	地瓜葉	27
青椒	107	冬瓜	15
花椰菜	63.7	紅番茄（大顆）	14
皇宮菜	42.5	空心菜	13
油菜	31	波菜	11
高麗菜	30		

水 果 類　維他命 C（毫克）含量 / 每 100 公克

水果	含量	水果	含量
白肉芭樂	126	小番茄	50
釋迦	99	柳橙（國產）	41
奇異果（金黃）	90	葡萄柚（紅肉）	40
奇異果（綠色）	76	檸檬	34
柳橙（香吉士）	75	橘子	28
草莓	70	香蕉	11
木瓜	60		

資料來源：衛生福利部食品藥物管理署 - 食品營養成分資料庫（2015 版）

你可以這樣做

　　蔬菜、水果是維他命 C 豐富的來源，因為維他命 C 不耐熱、怕空氣及陽光，經過加熱烹煮（如煮湯、清蒸、燒烤）的蔬菜或加工的水果罐頭，維他命 C 多半流失而有所損耗，因此，直接食用生鮮的蔬菜水果是最理想、最有效益的方法。但有些蔬菜不適合生吃，若以大火迅速快炒，縮短加熱時間，相較之下則可以減少營養素的流失。不同的蔬菜、水果其維他命 C 含量有所不同，前述表格整理含有豐富維他命 C 的常見蔬菜水果，鼓勵大家可多多食用，有益健康。

參考文獻（註）：

1. Audera, C.; Patulny, R.V.; Sander, B.H.; Douglas, R.M. (2001). Mega-dose vitamin C in treatment of the common cold: a randomised controlled trial. Medical Journal of Australia. 175:359-362.
2. Hemilä, H., Chalker, E. (2013). Vitamin C for preventing and treating the common cold. Cochrane Database Systematic Reviews, 1:CD000980.
3. Heimer, K.A., Hart, A.M., Martin, L.G., Rubio-Wallace, S. (2009). Examining the evidence for the use of vitamin C in the prophylaxis and treatment of the common cold. Journal of the American Association of Nurse Practitioners, 21:295-300.
4. Ströhle, A., Hahn, A. (2009). Vitamin C and immune function. Medizinische Monatsschrift für Pharmazeuten, 32:49-54.
5. Wintergerst, E.S., Maggini, S., Hornig, D.H. (2006). Immune-enhancing role of vitamin C and zinc and effect on clinical conditions. Annals of Nutrition and Metabolism, 50: 85-94.

迷 思
——
02

馬鈴薯發芽有毒，但只要削去
芽眼，再充分加熱煮熟，安全
就沒問題？

! 科學觀點

了解植物天然毒素「茄鹼」的生物特性後，你會知道馬
鈴薯一發芽就不能吃，要立即丟棄。

也許你會聽說

　　隔壁的林媽媽、街上開餐廳的王先生或小吃攤陳阿姨都異口同聲驚呼：「唉呀，前幾天才從市場買回來的馬鈴薯，竟然有好幾顆的外皮已經長出一點一點的綠芽了！」記得以前聽人家説過，發芽後的馬鈴薯有毒，不能再拿來食用，但如果發芽的程度才一點點，就要全部丟棄未免可惜……只要切掉發芽的芽眼部位，削皮後充分煮熟再吃，讓「有毒成分」被破壞，應該就沒問題了吧？但這樣，真的可以安心吃嗎？

事實的真相是

　　事實上，這樣的觀念不完全錯誤，「充分加熱」這個舉動，對於預防食品中毒，確實是一個必要步驟。要預防一般性細菌（如腸炎弧菌、沙門桿菌、大腸桿菌等）對健康的威脅，充分加熱食物確實可以殺滅病原菌，避免食物中毒。但是，除了病原菌以外，某些植物存在的天然毒素，特別是又具有耐高溫特質時，充分加熱就不再是萬無一失的方法了。

　　屬於茄科植物的馬鈴薯，本身含有一種「生物配醣體」（Glycoalkaloid）的天然成分，該成分被視為是一種天然的殺蟲劑，是植物為了能順利生長、繁衍、減少蟲害而產生的自我保護成分。

　　生物配醣體是一群大家族，這個大家族有兩個著名的成

員，分別是「茄鹼」（Solanine）及「卡茄鹼」（Chaconine）。它們對生物具有神經毒性，對人類來說，只要一點點的含量就可能致命。而新鮮的馬鈴薯，本身就含有非常微量的茄鹼。美國食品藥物管理局對此訂定的一般安全劑量是，「20 ～ 25 毫克以下 / 每 100 公克的新鮮馬鈴薯」（註1、2），一旦攝取超過上述劑量，立刻產生食用安全上的風險。

　　馬鈴薯在發芽的過程中，會大量生成茄鹼，特別是馬鈴薯的外皮，含量特別高。馬鈴薯發芽後所產生的茄鹼含量，比未發芽時要高出 7 倍以上。另外，茄鹼本身的化學結構較為複雜，具有耐高溫的特性，一般加熱不容易完全去除。即便馬鈴薯只長出一點點的綠芽，再經過仔細削皮、加熱煮熟後，整體的茄鹼含量仍可能微量存在。

　　在這裡必須強調，「劑量決定毒性」，不小心攝食過量的發芽馬鈴薯，對於敏感體質者如幼童、懷孕哺乳婦女、老年人或免疫功能不全者，就會大幅增加神經中毒的風險。

　　常見中毒的症狀包括：噁心、腹瀉、消化道不適、神經失調、出現幻覺等情形。因此，發芽的馬鈴薯，即使只有一點點發芽，最安全的方法就是丟棄不食用。切勿因貪小便宜，而賠上身體健康，這可是相當划不來的啊。

延伸探討：那其他的農作物發芽，如蕃薯、紅蘿蔔、大蒜、洋蔥等，是否可以安全食用呢？

　　蕃薯、紅蘿蔔、大蒜、洋蔥等不屬「茄科植物」，並不像

馬鈴薯含有「茄鹼」等有毒的「天然配醣體」。通常，這些植物發芽是植物本身儲藏的醣類產生變化，並提供發芽所需的養分使然。一般來説，蕃薯、紅蘿蔔、大蒜、洋蔥發芽後仍是可以安全食用的，只是，發芽後的品質、風味及營養價值會有所降低，因此，建議民眾還是以新鮮的食材為優先。

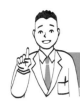

營 養 師 小 結 論

　　馬鈴薯發芽後，會大量產生有毒的「茄鹼」。「茄鹼」有耐高溫的特質，就算去除芽眼、削皮、加熱，茄鹼都可能微量存在，仍有中毒的風險。特別是對於年幼、懷孕、哺乳婦女、老年人或免疫功能不全的朋友，都是高危險族群，一旦發現有發芽的馬鈴薯，就應立即丟棄，不要再食用。

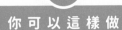

你 可 以 這 樣 做

　　選購馬鈴薯時，要注意芽眼有無綠芽生成。新鮮馬鈴薯儲存時應放置陰涼處，避免高溫、陽光照射。一旦發現馬鈴薯有發芽情形，即使是小小的發芽，都應立即丟棄，勿再食用。

參考文獻（註）：

1. Crocco, S. (1981). Potato sprouts and greening potatoes: Potential toxic reaction. Journal of the American Medical Association, 245: 625-625

2. Dolan, L.C., Matulka, R.A., Burdock, G.A. (2010). Naturally occurring food toxins. Toxins, 2:2289-2332.

迷思
——
03

多吃紅色食物
如紅豆、櫻桃、葡萄、桑椹等
可以補血？

Q 科學觀點

植物的紅色來自天然色素「花青素」，與真正含有鐵質
的血紅素、肌紅素無關，也同時釐清傳統觀念「以形補
形」的謬誤。

也許你會聽說

「女生要多吃葡萄，因為葡萄可以補血！」婆婆媽媽的交代言猶在耳，相信許多人曾聽說過，喝紅酒不但能養顏美容，而且還可兼具補血的功效呢！多數民眾也認為，多吃紅色的食物可以幫助補血，例如紅豆、櫻桃、葡萄、桑椹等，所以顏色較為鮮紅、紫豔的水果，被許多人視為「補血聖品」，鼓勵生理期的女性朋友們多多補充攝取……對於這樣的說法，以營養學的角度來看，是否正確呢？

事實的真相是

談到「補血」，相信大家並不陌生，日常生活裡，若是遇上頭暈目眩或是蹲低後站起的眼冒金星，多半會先懷疑自己是否「貧血」了，於是著手搜尋可以「補血」的食物。傳統上，多數民眾會有「以形補形」的刻板印象，以為多吃與血液相近顏色的食物，可以補血強身，藉此改善貧血症狀。事實上，這樣的觀念並不正確，我們可以先從「人體血液的基本知識」來說明。

血液是由「血球」和「血漿」組成。血球又分為「紅血球」、「白血球」和「血小板」三大類，其中以紅血球所占比例最大，正常成人每毫升的血液約有五百萬個紅血球。每個紅血球中因含有血紅素（Hemoglobin）分子，故血液呈現紅色。另外，肌

肉中因含有肌紅素（Myoglobin），同樣也會讓肌肉呈現紅色，只是當與氧氣接觸時，會發生氧化現象，肌肉因而呈現較深的紅色。然而，不論是血紅素還是肌紅素，兩者都含有很重要的礦物質「鐵」。

鐵的存在穩定了紅血球的正常功能與結構，紅血球才能正常運作，先結合氧氣、再運送氧氣，最後釋放氧氣給身體各組織利用。簡單來說，「鐵」是紅血球非常重要的成分，是穩定血紅素的主要物質。成人男性每天應攝取 10 毫克的鐵質，成人女性因生理因素會定時排出經血，因此對鐵的需求更高，每日應攝取 15 毫克的鐵質。

鐵在人體內是不間斷的流失與再補充，交替循環著。如果日常飲食的鐵質來源不足，就會降低體內鐵質的儲存量，再嚴重一點，就無法提供足夠的鐵以滿足所有人體紅血球的需求，這時就可能形成「缺鐵性貧血」。

關鍵概念釐清

櫻桃、葡萄的鮮紅色是來自天然植物色素「花青素」，與人體血紅素同樣都呈現「紅色」的外觀，但以營養價值來說，這些蔬果植物的「鐵」含量並不理想，且植物的許多成分，如草酸、植酸也會妨礙人體對鐵質的吸收。

　　傳統的觀念裡，多吃牛肉、喝豬血湯、豬肝湯可以補血，其實這是有科學根據的。當我們吃進這些食物時，連帶吃進了動物的血紅素及肌紅素，而這些食物經由人體一連串的消化作用，在腸道釋放出鐵離子，經小腸細胞吸收後，鐵質就會儲存在身體（主要是肝臟）。紅血球由骨髓製造而進入血液，通常一個紅血球的生命週期約 120 天，老化的紅血球就會被分解、吞噬。這時身體就需要新的鐵質，提供給新生的紅血球。因此，確保每天攝取足夠的鐵質（成人男性 10 毫克；成人女性 15 毫克），才能維持體內穩定的供需均衡。

　　至於同樣是紅色的蔬果呢？事實上，蔬果的紅色並非來自血紅素或肌紅素，多半是自「花青素」（Anthocyanins），少部分來自「甜菜根素」（Betalain）。以上都是天然植物性色素，賦予植物呈現紫、紅色的水溶性天然色素。以上色素並不含鐵，如果我們以營養成分來比較，每 100 公克的牛小排可提供 2.5 毫克的鐵，而每 100 公克的紅色葡萄可提供 0.7 毫克的鐵，兩者的鐵含量相差了 3.5 倍。事實上，蔬果中所含的鐵不但明顯少於動物性食物，另外植物多存在植酸、草酸等成分，也會阻礙人體腸道對鐵的吸收。所以，如果想要藉由多吃「紅色的蔬果植物」來達到補血功能，改善「缺鐵性貧血」，這樣的做法是徒勞無功的。

　　貧血有「先天性」和「後天性」之分。「先天性貧血」與遺傳疾病有關，如地中海貧血、鐮刀性貧血等，需要正規的醫學治療。「後天性貧血」多半與營養有關，並不是所有的貧血都是「缺鐵性貧血」，例如素食者、長期服用抗生素藥物者，

就容易缺乏維他命 B12 及葉酸，就會導致其他類型的貧血。
有關營養不良引起的貧血，請見下表。

營養性貧血類型

缺鐵性貧血

缺乏的營養素	營養素的生理功能
鐵、銅、維他命 C	鐵：是維持紅血球正常功能的必要礦物質。
	銅：若攝取不足，會連帶影響人體鐵吸收與功能。
	維他命 C：若攝取不足，則降低腸道對鐵的吸收率。

小細胞低色素貧血

缺乏的營養素	營養素的生理功能
維他命 B6	缺乏維他命 B6，會影響血紅素當中的血基質（Heme）的形成，造成血紅素製造不足、紅血球的形狀異常。

巨球性貧血

缺乏的營養素

葉酸、維他命 B12

營養素的生理功能

維持正常細胞分裂,與紅血球的形成有關。

惡性貧血

缺乏的營養素

維他命 B12

營養素的生理功能

維持正常細胞分裂,與紅血球的正常形成有關,維他命 B12 吸收不良(老年人、胃酸分泌不足、藥物干擾等)、長期純素食者,都是維他命 B12 缺乏的高危險族群。

溶血性貧血

缺乏的營養素

維他命 E

營養素的生理功能

非常少見,多半多出現在新生兒。因維他命 E 不足,紅血球細胞膜無法有抗氧化的能力,易導致紅血球有破損、不完整的情形。

由此可見，「補血」不是只有「補充鐵質」這麼簡單。一旦有貧血的症狀，就必須找是出何種類型貧血，一般血液的常規生化檢查都可以協助診斷。若是診斷為營養性貧血，大多可以藉由飲食的調整或透過營養補充品，獲得改善。

營 養 師 小 結 論

　　傳統觀念中認為，多吃天然的紅色食物（如櫻桃、葡萄、紅豆等）可以補血，實際上，植物的紅色來自天然植物色素「花青素」，與真正含有鐵質的血紅素、肌紅素並沒有關連。

　　一般中醫或傳統療法提到的「補血」，其實就是補充參與「製造及維持紅血球正常功能」的微量營養素，這些微量營養素主要是維他命及礦物質（如鐵、葉酸、維他命 B12、銅、維他命 C、維他命 B6、維他命 E 等）。在臺灣，「缺鐵性貧血」或「邊緣性缺鐵性貧血」的比例較高，但是，不同的貧血各自對應不同的微量營養素需求，獲得醫療診斷，才能對症下藥。透過均衡飲食，或素食者適當地補充營養補充品，都是理想的解決之道。

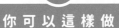

你可以這樣做

　　一旦有貧血症狀，必須先找出是何種貧血。因不同的貧血，相對需要補充的營養素也不同。在臺灣「缺鐵性貧血」的發生率較高，特別是生理期的女性朋友、懷孕及哺乳婦女。

　　缺乏鐵質者，適當攝取紅肉（如牛肉）及內臟（如豬肝）是最直接可補充鐵質的優良來源。同時也鼓勵飲食中多吃富含維他命 C 的蔬菜、水果，更可以增加人體對鐵質的吸收。

參考文獻（註）：

1. Hoffbrand, A.V., Herbert, V. (1999). Nutritional anemias. Seminars in Hematology, 36:13-23.
2. Abbaspour, N., Hurrell, R., Kelishadi, R. (2014). Review on iron and its importance for human health. Journal of Research in Medical Sciences, 19:164-174.
3. 食品營養成分資料庫新版。（2015）。衛生福利部食品藥物管理署。網址：https://consumer.fda.gov.tw/Food/TFND.aspx?nodeID=178

迷思
04

多數鹼性食品都標榜吃了可幫
助體內環保、調整酸性體質，
真的嗎？

! 科學觀點

一起來了解酸、鹼性食品定義與人體酸鹼平衡的生理機
制，食材多樣化的均衡飲食型態，才是健康的根本。

？　也許你會聽說

　　現代人吃太多精緻加工的食物（白米飯、白麵包、吐司等）以及較多的紅肉、內臟、海鮮等動物性食品，這些食物普遍被認為是「酸性食品」，而且吃太少蔬菜、水果等「鹼性食物」，長期下來容易形成「酸性體質」。大家都說「酸性體質的人比較容易罹患慢性疾病，如骨質疏鬆症、心血管疾病、糖尿病等；常吃鹼性食品，可以改善酸性體質，減少慢性疾病的發生」，有些專家或保健食品業者還會鼓勵民眾多吃「鹼性食品」，來幫助體內調整酸鹼值、遠離大小病痛，甚至有保健食品直接標榜「鹼性食品」，大大訴求促進健康的效益……究竟，什麼是「酸性食品」，什麼是「鹼性食品」？為什麼大家都鼓吹多吃「鹼性食品」，認為可以影響血液的酸鹼平衡，進而減少慢性疾病的發生？這樣的迷思有科學根據嗎？

　事實的真相是

　　關於這項飲食迷思，在國內外都盛傳已久，有些民眾信以為真，認為自己的日常飲食不均衡，蔬果吃得太少、動物性食品的肉類、精緻加工的食品吃得太多，總認為自己體質偏向「酸性」，因此，三不五時就要特地補充「鹼性食品」來平衡一下……

　　事實上，食品的酸鹼性並非由人體的味覺感官來判斷。更不是直接檢測食品中的 pH 值酸鹼度來決定。以食品化學分析的觀點來說，食品經過長時間的高溫燃燒所剩下的殘餘成分，我們稱之為灰分。

　　「灰分」（Ash）是食品學的專有名詞，大部分都是無機鹽類，這些無機鹽類，其實就是在中學時所背的「元素週期表」上的每種元素，有些元素是維持人體生理功能所必須的礦物質，如鈣、鐵、鋅、碘等。

關鍵概念釐清　01

酸性、鹼性食品的定義是依食品本身所含的「陽性離子」、「陰性離子」來區分。這些離子事實上就是我們所熟知的「微量元素」，很多都是人體所需的礦物質。

　　簡單來說，「酸性」與「鹼性」食品的區別，就是由食品所含的這些「灰分」特質來分類。「灰分」一詞對大多數人可能比較不容易理解，所以我們也可以用「離子」或「礦物質」來代稱。

　　離子分為兩類，陽性離子（帶正電荷）與陰性離子（帶負電荷）。如果食物含有較多的陽性離子（Cation），或者，我們也可以說含有較多的「鈣、鉀、鎂、鈉」等這類礦物質，陽離子溶於水呈鹼性，因此，我們稱這類食物為「鹼性食品」。

相對來說，食品含有較多的陰性離子（Anion），或者，也可以說是含有較多的「硫、氮，磷、氯」這類礦物質，陰離子溶於水呈現酸性，故我們稱它們為「酸性食品」。如果食品都不含陽性、陰性離子，或者兩者都有，但含量相當，彼此溶水後會互相抵銷酸、鹼性，那我們稱之為「中性食品」。

看到這裡，大家是否已覺得有點深奧，好像在上「化學課」？以上內容其實是食品化學的專業內容，這裡有份「酸性、鹼性、中性食物分類表」，以此來幫助大家理解這之間的差別。

酸性、鹼性、中性食物分類表

鹼性食品　溶於水後之 ph 值 >7

定義：

食品本身，含有較高的陽性離子（礦物質）如鈣、鉀、鎂、鈉等。

食物分類：

大部分植物，多數的蔬菜水果、蔬果汁及海藻類等。

鹼性食品包含：

菠菜、花椰菜、高麗菜、四季豆、蘆筍、小麥草、香蕉、奇異果、檸檬、橘子等。

中 性 食 品　溶於水後之 ph 值 =7

定義：

食品本身不含陽、陰性離子，或者兩者都有，但含量相當，互相抵銷。

食物分類：

水、油脂、醣類、茶類、咖啡、奶製品等。

中性食品包含：

礦泉水、沙拉油、橄欖油、綠茶、砂糖、糖蜜、牛奶等。

酸 性 食 品　溶於水後之 ph 值 <7

定義：

食品本身含有較高的陰性離子（礦物質），如硫、氮、磷、氯等。

食物分類：

所有海鮮類、家禽類、肉類（肥／瘦肉）、內臟類、蛋類、全穀類、豆類、五穀雜糧根莖、多數堅果種子、一般精緻的餅乾、中西點心、碳酸飲料等。

酸性食品包含：

所有肉類（家畜／家禽）、所有海鮮／海產類、蛋類、豆製品（如豆漿、豆腐）、小麥、燕麥、米糠、麵粉製品（麵包、吐司、蛋糕等）、黃豆、杏仁、花生、起司、乳酪、啤酒、碳酸飲料（如可樂）。

補充說明：

牛乳含豐富的優質蛋白質，胺基酸組成含有較高的甲硫胺酸、半胱胺酸等，因此有較多的硫、氮，磷、氯等陰性離子，但同時，牛乳也相對含有較高的陽性離子，如鈣、鈉及部分的鉀。因此酸、鹼性相互抵銷，通常視為「中性食品」。但是相對的，屬於乳酪、起司等加工的乳製品，除了含有優質蛋白質，提供豐富的必需胺基酸以外，因為通常都會添加「食品添加物」，如品質改良劑、鹽分（氯化鈉），因此整體來說，起司、乳酪的硫、氮，磷、氯等陰性離子相對比較高一點，一般多列為「酸性食品」。

透過上頁食物分類表我們可以知道，多數的動物性食品，因為有大量的優質蛋白質（家畜、家禽等肉類、蛋類及海鮮類），因此含有較高的含硫胺基酸（甲硫胺酸、半胱胺酸）提供了大部分「硫」的來源。而多數的全穀類、精緻加工過的澱粉、豆類、堅果種子、點心餅乾、碳酸飲料也都含有比較多的陰性離子，因此被視為「酸性食品」。蔬菜、水果、海藻類或蔬果汁含有較多的陽性離子，故分類上多為「鹼性食品」。

「多吃鹼性食品，可以調整身體的酸鹼平衡，改善酸性體質。」事實上，這樣的說法並不合乎科學邏輯。以生理學觀點來看，人體是相當奧妙、複雜的生物系統，主要透過「呼吸系統」及「泌尿系統」，如此精密規律的恆定機制（homeostasis），來維體內的酸鹼平衡。尤其，人體的血液本身就是緩衝溶液（buffer），血液的酸鹼 pH 值會維持在恆定的範圍內，不會這麼簡單因為食物的攝取而被改變。

我們以一個簡單的「食品化學實驗」來說明，不同酸、鹼

性食物的陰陽離子會改變水溶液的 pH 值，這是不可否認的。但是，人體會藉由精準的生理機制來調控，腎臟在正常功能下，就有足夠能力將多餘的陰、陽離子隨著尿液排泄出去，目的在維持血液恆定的酸鹼值。另一方面，食物中主要的蛋白質、脂質、醣類三大營養素，在人體代謝過後，會產生二氧化碳，二氧化碳溶於水會形成碳酸水溶液，連帶提升血液的酸度，但是人體會藉由精密的呼吸系統，由肺臟排出過多的二氧化碳，以避免碳酸在血液裡堆積，同樣的，目的也是維持血液恆定的酸鹼值 (註1)。

　　可以這麼說，無論吃進的食物為何，只要「腎臟排泄」及「呼吸系統」的功能正常，人體都會精密地將血液調控在「pH 7.35~pH 7.45 弱鹼性的恆定範圍」。因此，「酸性食品」或「鹼性食品」吃多了會改變身體的酸鹼平衡，甚至影響血液的酸鹼值，這樣的說法其實並不正確 (註2)。

　　但不可否認，人體尿液的酸鹼度確實會受到日常飲食、甚至藥物而改變，有研究 (註3) 指出，攝取高蛋白飲食，會降低尿液中的 pH 值，同時尿酸、尿中的磷、尿鈣會相對增加，因此可能增加腎結石的風險。不過，尿液的酸鹼值不同於血液，人體尿液一天 24 小時不斷地製造與排泄，因此尿液的酸鹼值只能呈現短期的變化（如最近 24 小時內吃的食物或受藥物的影響）。

關鍵概念釐清 02

> 正常情況下，人體有精密的生理系統調控著血液的酸鹼值，無
> 論多吃「酸性食品」或「鹼性食品」，都不會影響身體的酸鹼
> 平衡，也不會改變血液的酸鹼值。不過，尿液的酸鹼度的確會
> 受食物或藥物影響，但影響的幅度通常很小，且是短暫、短期
> 的變化，不會影響健康。

　　整體來說，從營養價值的角度來看，「鹼性食品」多為
蔬菜、水果，能夠提供較豐富的膳食纖維及礦物質，如鈣、
鉀、鎂等，海藻類的食物也能提供人體所需的礦物質「碘」。
同時蔬果富含維他命 C，更具有健康效益的「植化素」
（Phytochemical），如花青素、類胡蘿蔔素、生物類黃酮、多
酚類等。而減少「酸性食品」的攝取，也不是均衡飲食的概念。
所謂的「酸性食品」，事實上也包含全穀類、堅果種子及豆類
食物，這些食品有富含膳食纖維、維他命 E、維他命 B 群及多
元不飽和脂肪酸等有利健康的營養素。

　　多數動物性食品都是「酸性食品」，但這樣的區分過於狹
隘，雖然說減少紅肉、內臟及點心餅乾等，固然有利減少飽和
脂肪、反式脂肪、膽固醇等不利健康的成分，但於此同時，也
會忽略某些具有營養價值的食物。例如：某些深海魚，具有心

血管保護作用的 Omega 3「多元不飽和脂肪酸」（PUFA）的
DHA 及 EPA，適當攝取反而是有益健康的。

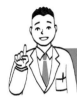

營 養 師 小 結 論

　　「酸性食品」、「鹼性食品」不是健康均衡飲食的二分法。
它們只是依照食品本身所含的「陽性離子」、「陰性離子」的
多寡區分，事實上卻忽略了營養價值與有利健康的營養素的存
在（如膳食纖維、植化素，或來自深海魚類的多元不飽和脂肪
酸 EPA 及 DHA）。

　　一般健康成人，腎臟的排泄功能與呼吸調節系統都能發揮
作用，會精密地將血液酸鹼值調控在「pH 7.35~pH 7.45」弱鹼
性的恆定範圍，不會因吃比較多的「酸性食品」或「鹼性食品」
而有所改變。

　　食物的來源與營養價值才是要考量的先決條件，而不是偏
頗地將焦點放在「酸性」或「鹼性」食品的分類上。

民眾不需要特別花錢購買宣稱「鹼性食品」的產品，更不需要認真的依照酸性、鹼性食物分類表來改變自己的飲食習慣。食材多樣化的均衡飲食型態才是健康飲食的根本。一般來説，均衡健康的飲食型態如下：

1. 以自身的活動量與合理體重，計算每日總熱量，成人男性一天約 2000~2400 大卡，女性為 1800~2000 大卡。勿過度攝取熱量。

2. 主食類以全穀類、五穀雜糧為主，取代精緻澱粉攝取。

3. 肉類的部分以海鮮類及豆類優先，深海魚（去皮、去內臟）每週至少吃 2 份，並盡可能減少家畜類、紅肉、內臟類的食物。

4. 每天至少攝取 5 份攝取蔬菜（包含深、淺綠色）及水果。

5. 每天至少攝取 1 份堅果種子。

6. 每天至少攝取 2 杯低脂乳製品。

7. 含糖飲料及精緻點心、餅乾、過度加工的食物，要控制份數，每週最好不超過 3~4 份。

8. 烹調用油以非熱帶種子 (如棕櫚油、椰子油) 的其它油類為優先考量，如橄欖油、芥花油都不錯；盡可能減少動物性油脂，如一般奶油、鮮奶油、烤酥油，以及經過氫化或半氫化的植物蔬菜油。

肉類一份（熟食）

約 30 公克重，相當成人女子 1/3 手掌大小，厚度約 2 公分。

豆類 1 份

等於一塊生豆腐約 100 公克重，或普通方形五香豆干約 3-4 片，約 45 公克重。

蔬菜 1 份

約 100 公克（可食生重），煮熟後大約八分滿的普通中型碗。

水果 1 份

大約一個成人拳頭的大小或去皮、去籽，切成可食的份量約一個普通中型碗裝滿（不可擠、壓）。

堅果 1 份

大約 5-10 粒，1 份堅果種子約 1 湯匙（約 15 公克重）。

乳製品 1 份

大約 240 c.c.。

參考文獻（註）：

1. Hamm, L. L., Nakhoul, N., Hering-Smith, KS. (2015). Acid-base homeostasis. Clinical. Journal of the American Society of Nephrology, 10:2232-2242.

2. Schwalfenberg, G.K. (2012). The alkaline diet: is there evidence that an alkaline pH diet benefits health? Journal of Environmental and Public Health, Article ID: 727630, 7 Pages.

3. Reddy, S.T., Wang, C.Y., Sakhaee, K., Brinkley, L., Pak, C.Y. (2002). Effect of low-carbohydrate high-protein diets on acid-base balance, stone-forming propensity, and calcium metabolism. American Journal of Kidney Diseases, 40:265-274.

迷思
05

微波加熱食物有害嗎？
營養成分會被破壞嗎？
長期吃微波食品，是否會影響
健康？

微波不會破壞食物營養，讓我們從解析微波加熱原理，
來說明潛在食安風險有哪些。

？ 也 許 你 會 聽 說

　　Alley 平常業務繁忙，午、晚餐幾乎都少不了「微波爐」這個好幫手，只要短短數分鐘，就可享用熱騰騰的美食。媽媽知道後非常擔心，她告訴 Alley：「聽人家說，常吃微波食品會對身體不好，食物的營養成分會被破壞，而且微波是一種輻射能，食物有可能被汙染，而且也不知道微波後的食品會不會產生什麼有害成分？總之，你還是少吃一點吧！」

　　Alley 最近剛懷孕，身邊同事也建議她：「孕婦還是少吃微波加熱的食物吧，如果妳忙不過來，別擔心，我們幫你買。」Alley 不想總是麻煩同事，也想知道到底「微波加熱食物」有什麼潛在隱憂呢？

事 實 的 真 相 是

　　人類使用微波爐的歷史已超過 50 年，它確實帶給民眾生活相當大的便利，相較一般傳統的加熱方式，如蒸煮、水煮、烘烤或電熱等，微波不但可以節省能源，更可以節省時間，加熱的效果也很理想。然而在不少人的心中難免會納悶，微波這麼方便，但是加熱後的食物安不安全呢？

　　坊間出現不少有關微波食物的負面謠言，包括：「微波是用輻射加熱，食物可能會被輻射汙染」、「微波會破壞食物的營養素，長期吃微波食物反而營養不良」、「微波會使食物產

生有害成分，長期吃下來，對身體有害」等。平心而論，不難理解普遍大眾對「輻射」、「微波」等這類「科技名詞」所存在的刻板印象及多餘的想像，但只要瞭解微波加熱的原理，相信就能幫助大家進一步澄清「微波加熱」的飲食迷思。

首先，我們來談「微波」是如何加熱食物。

依據美國食品藥物管理局（FDA）於 2016 年發布的「微波爐使用之安全指南」(註1) 其內容指出，微波（Microwave），屬於一種非離子化的輻射波，它不像 X 光是離子化的輻射波，因此，微波的能量較低，對人體的傷害性也較低。它能穿透許多物質，像是玻璃、紙類、陶瓷、塑膠等。當微波穿透物質時，它會帶動電子的轉移和電磁場的改變，藉由極性分子（如水分或蛋白質）激烈的震動而達到加熱效果。

簡單來說，微波的原理就像「摩擦生熱」。食物多半含有水分，當微波的「輻射能」穿透食物時，主要使食物的水分子反覆轉動、碰撞（其他營養成分，如蛋白質、醣類也會受連帶影響）。科技的發明絕對超過人類的想像，每一次微波所產生的「摩擦生熱」，次數可謂非常驚人，短短時間數十秒內，食物的水分子彼此碰撞次數可高達億萬次之多，如此密集的摩擦生熱之後，就會產生熱騰騰的食物了。

關鍵概念釐清 01

瞭解微波加熱的原理後，就能理解微波不會讓食物變得危險，只是利用「輻射能」影響食物的極性分子（如水分），在短短時間內，產生高密集的「摩擦生熱」，達到加熱作用。

「微波加熱後的食物，會不會被輻射能給汙染？」事實上，這擔心是多餘的。微波爐會加裝防輻射外洩的裝置，除非是微波爐發生故障，才需注意輻射外洩的問題。當功能正常的微波加熱停止的時候，微波爐內的分子電場就會停止，微波的輻射也不會出現在食物裡。美國食品藥物管理局（FDA）也指出，微波產生的輻射能主要影響是食物的水分，透過水分子彼此「摩擦生熱」而轉為熱能，並不會讓食物變成「放射性」或「被輻射汙染」（註 1）。反倒是民眾使用時，更需注意食品器具的材質，如陶瓷、玻璃、紙類、具有耐熱性的塑膠都可以使用，而金屬材質，如鐵、不銹鋼、鋁箔紙等因具有反射作用，反而會損傷微波爐本身，故不可使用。

關鍵概念釐清 02

微波加熱的時間短，相較其它的加熱方式，如水煮、清蒸、油炸或油煎，反而能保存更多的營養素。

　　「那微波加熱會破壞食品的營養成分嗎？」實際的情況正好相反。一般來說，微波加熱通常不需額外加水，所以也就不會有營養素隨著水分流失的問題。另外，微波的加熱時間極短，相較一般傳統的加熱方式（如蒸氣、水煮、烘烤、油炸等），微波加熱對營養素的耗損更少（註2）。另也有研究指出，微波與其他傳統加熱方式比較，只有水分是比較明顯地減少，但在營養素的保存上，如脂肪、蛋白質、醣類、礦物質等營養素，保存率反而較高（註3）。

　　除了營養素之外，西班牙科學家 Jiménez-Monreal 等人在2009年報告中，觀察了各種加熱方法（煮沸、微波、壓力加熱、煎炸、油炸及烘烤）對蔬菜中的「植化素」與抗氧化能力的影響，結果發現，以微波與烘烤這兩種加熱方式烹調的蔬菜，反而呈現比較好的抗氧化能力。換言之，微波對於蔬果中的「植化素」的破壞程度是非常小的（註4）。

　　由此可見，微波加熱食物，不會明顯破壞食物的營養成分，反而能保存更多的營養素。

　　另外，就蒐集的科學文獻來看，目前尚未有研究指出，微波加熱後的食物會產生有毒成分。以食安觀點來看，微波的加熱原理，主要是利用食物中的「水分子」震動加熱，水的沸點是100度，加上加熱時間短，「微波加熱」其實是不容易讓食物的成分產生劣變。微波與其他烹調方法比起來，例如烘烤、油炸、油煎（加熱溫度約在150~220度之間），相較之下，微波加熱的食物，對於食物的成分變化（醣類、蛋白質、胺基酸及脂肪）反而比較安定。

關鍵概念釐清 03

微波潛在的隱憂是食品容器具或包裝的材質，現代社會對塑膠類材質使用非常普遍，很多民眾在家微波時，會在食物上覆蓋一層保鮮膜，以避免食物湯水灑出，但是塑膠在遇高溫、酸、或油脂存在下，可能使材質成分不穩定，恐有釋放環境荷爾蒙的疑慮，因而影響健康。

「微波加熱」可能有害、有毒的迷思，這是來自對「微波加熱原理」的不瞭解。然而想藉此特別提醒大家的是，正因為微波帶給我們生活便利，微波食品也越來越普及，潛在的食安風險並非在「微波」本身，而是食品的包裝材質或與食品接觸的材質。當要微波食物時，請注意直接與食物接觸的材質，依據安全考量則建議選擇以下四種材質：

1. 玻璃材質。
2. 陶瓷：素面最好，應避免使用顏色鮮豔的陶瓷，以減少重金屬的接觸風險。
3. 紙類：常見餐具紙盒的內層是塑膠淋膜或蠟質塗層，看起來略有光澤，長時間與高溫的食物接觸時，可能會有塑化劑等物質溶出的疑慮。因此還是盡量少用一次性的紙製容器最好。

4. 經過國家驗證的耐高溫塑膠材質中，只有 PP 聚丙烯材質（♻5）是建議用於接觸高溫食物，其他材質都不建議。

　　在臺灣，與食品接觸的容器具中，「塑膠類」最為普遍，例如：塑膠材質的便當盒、塑膠袋、保鮮膜、美耐皿的餐盤碗等。不同的塑膠材質，耐熱溫度有所不同。其中以 PP 聚丙烯材質（♻5）耐熱溫度最高，耐熱溫度可達 140 度，通常可使用在微波加熱，至於其他的塑膠材質，都不建議使用（註5）。塑膠材質的食品容器具，因為價格便宜、體積較輕、方便攜帶等優點，廣受消費者的喜愛。

　　但是，在某些情況下，即便是耐高溫的塑膠材質，因食物成分複雜，只要遇高溫、酸或油脂存在下，都可能增加塑膠材質溶出的風險。塑膠溶出物有部分是「環境荷爾蒙」，這些溶出物非常微量，通常要使用高度精密的儀器才能偵測得到。「環境荷爾蒙」結構有脂溶性的特性，不容易被身體排出，長期食用下，會日積月累地儲存在身體裡，特別是對人體的生殖健康產生危害（註6）。

　　其實，微波加熱時，只要掌握以下三個原則，這樣就能大幅減少受「環境荷爾蒙」的影響風險。

1. 減少高溫的食物接觸塑膠；
2. 避免食物的酸、鹼及油脂接觸塑膠材質；
3. 多鼓勵用非塑膠材質盛裝食物，如玻璃、陶瓷等。

　　微波加熱食品時，不會讓食品變得危險，危險的是，在加熱的過程中，我們用什麼東西接觸食品。基本上，不耐熱的塑膠材質都應避免，以減少塑膠材質釋放有害成分的潛在風險。

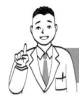

營養師小結論

1. 微波加熱食物的原理，是利用輻射能影響食物的極性分子（如水分），在短時間內產生密集的「摩擦生熱」。微波屬於一種非離子化的輻射波，不會儲存在食物裡，因此不會汙染食物。

2. 營養價值方面，研究指出，微波加熱因具有加熱時間短、不需加水的特性，反而能保存較多的營養素及植化素。

3. 目前尚未有科學研究指出，微波加熱不利於人體健康，慎選食品容器具，減少使用塑膠材質，微波加熱也可以很安全、方便。

你可以這樣做

1. 微波很方便，但如何正確使用更是重要。微波加熱的時間及微波強度都可能影響營養素的損失情況，因此，不宜過度加熱。

2. 微波時，請注意與食品接觸的材質，如玻璃、陶瓷、紙類都是可以微波的。應避免含有金屬材質，如不銹鋼、鋁箔紙、鐵便當盒，這些都是不能用於微波的材質。

3. 基於減少「塑膠材質溶出」及「環境荷爾蒙」的暴露，一般建議使用非塑膠材質的食品容器具來進行微波加熱，如玻璃、陶瓷。若要使用塑膠材質的容器加熱，只建議使用耐高溫的 PP 材質（ ⑤ ，耐熱可達 140 度）但仍然要注意，加熱的時候，避免食物含有過多油脂及酸（如白醋、黑醋，以及含檸檬酸、蘋果酸之醬料如番茄醬、芥末醬、美乃滋等）。

參考文獻（註）：

1. U.S. Department of Health and Human Services FDA (2016). Home/radiation-emitting products/resources for you /radiation-emitting products/microwave oven radiation/what is microwave radiation? cooking with microwaves. 網 址：http://www.fda.gov/Radiation-EmittingProducts/ResourcesforYouRadiationEmittingProducts/ucm252762.htm
2. Klein, B.P. (1989). Retention of nutrients in microwave-cooked foods. Boletín De La Asociación Médica de Puerto Rico, 81:277-279.
3. Cross, G.A., Fung, D.Y. (1982). The effect of microwaves on nutrient value of foods. Critical Reviews in Food Science and Nutrition, 16:355-381.
4. Jiménez-Monreal, A.M., García-Diz, L., Martínez-Tomé, M., Mariscal, M., Murcia, M.A. (2009). Influence of cooking methods on antioxidant activity of vegetables. Journal of Food Science, 74:H97-103.
5. 「101 年塑膠類食品容 (器) 具或包裝衛生安全與標示 100 問」。（2001）。衛生福利部食品藥物管理署。網址：https://www.fda.gov.tw/upload/133/2014030514143126327.pdf
6. Yang, C.Z., Yaniger, S.I., Jordan, V.C., Klein, D.J., Bittner, G.D. (2011). Most plastic products release estrogenic chemicals: a potential health problem that can be solved. Environmental Health Perspectives, 119:989-996.

迷 思

06

市面上這麼多植物油，營養價
值有什麼不同？較貴的油營養
價值真的更好？

貴的不一定好，可以從常見植物油的脂肪酸比例差異，
與脂肪酸對人體的生理功能來了解起。

？ 也 許 你 會 聽 說

正所謂開門七件事，柴米油鹽醬醋茶，其中的「油」最為講究，還引得左鄰右舍爭論不休……「聽我們農會說，吃芥花油對身體最好！」「不對，我聽說橄欖油才是最健康的，你沒聽過地中海飲食嗎？歐洲人是吃橄欖油的。」「玄米油才最讚啦，日本人長壽的原因之一，就是他們都是吃玄米油喔。」走進大賣場，架上展示著各式各樣的植物油，種類多到令人眼花撩亂，也讓人陷入選擇障礙，到底炒菜用油要怎麼選擇才能兼顧經濟又健康呢？要煩惱的還有，「大豆沙拉油」及「花生油」價格較低，進口的「冷榨橄欖油」及「亞麻仁油」小小一罐卻動輒要價數百塊，俗話說「一分錢一分貨」，難道價格比較貴的油，品質就比較好，吃了比較健康嗎？

事 實 的 真 相 是

大部分的植物油，都是利用植物的種子或果實經過壓榨、抽取等一系列步驟製得。以營養價值來衡量，不論哪一種油，熱量都一樣，每 1 公克的油脂提供 9 大卡熱量；油脂是三大營養素中最高的熱量提供者。除此之外，多數的植物油富含「維他命 E」及「維他命 K」脂溶性維他命，飲食中透過油脂的存在，可以幫助我們更容易吸收「脂溶性維他命」及「脂溶性植化素」（如類胡蘿蔔素、玉米黃素及番茄紅素等）。這樣看起

來，好像大部分植物油，營養價值都是差不多的，那麼，究竟有沒有不同的地方呢？（以下探討過程可能有點複雜，覺得頭昏的朋友可直接看下一段文章重點。）

　　首先，我們就以「食品化學」觀點來初步分析。我們可以發現，植物油不含水分、不含膽固醇，超過 99% 以上都是脂肪酸所組成。因此，植物油與一般油脂最大的不同之處，就是「脂肪酸」比例的不同。剩下的 1% 就包含植物油所含的天然成分，每一種植物種子所含天然成分不一，如橄欖油含有天然橄欖多酚、芝麻油含有芝麻素、玄米油含有 γ-穀維素等，科學家相信，這些成分多具有抗氧化功能的健康效益，是不同植物油之間的附加營養價值，但因所含比例很低，要達到保健功能目的，以日常飲食的攝取量來看，其實不容易達成。因此，脂肪酸比例的不同，才是各種植物油主要的差異所在。

　　化學結構上，脂肪酸通常可分成三大類，分別是：
(1)「飽和脂肪酸」（SFA）；(2) 單元不飽和脂肪酸（MUFA）；以及 (3) 多元不飽和脂肪酸（PUFA）。脂肪酸的比例決定了油脂基本物理及化學特性，例如：油脂型態（固態、液態）、熔點、發煙點、皂化價、碘價等。

　　早期的營養科學家認為，脂肪只提供熱量及營養素（如前面提到的維他命 E、K）。以生理學角度來看，脂肪是構成細胞膜的成分之一，能維持細胞的流動性，並保護內臟器官以減少外界物理性的傷害。除了這些，似乎脂肪就再也沒有其他引人注目的生理功能了。

　　但科學家後來發現，當給予動物不含脂肪的飲食後，會出

現生長遲緩及生殖力降低的現象。後來科學家找出答案，原來對多數哺乳動物來說，油脂存在兩種無法自行製造的脂肪酸，分別是「亞麻油酸」，屬於 Omega-6 系列的多元不飽和脂肪酸，以及「α-次亞麻油酸」，屬於 Omega-3 系列的多元不飽和脂肪酸。

營養學上，哺乳動物體內缺乏「△12 去飽和酵素」、「△15 去飽和酵素」這兩種酵素，因此無法製造「亞麻油酸」及「α-次亞麻油酸」這兩種脂肪酸，因此我們稱它們倆為「必需脂肪酸」。顧名思義是人體無法自行製造，只能藉飲食供給，才能維持正常的肌膚、消化道黏膜與生長功能。

飲食當中，大部分的植物油及堅果種子（如核桃、腰果、杏仁等），其實已能提供我們充足的「必需脂肪酸」。那麼，「必需脂肪酸」每天要吃多少才算足夠呢？「美國國家醫學研究所食物與營養委員會」（Food and Nutrition Board, Institute of Medicine, National Academies）在 2005 年公布「每日營養素參考攝取量」（註1）建議以下述範圍為依據。

每日營養素參考攝取量

男 性 成 人

亞麻油酸（Omega-6）
為 17 公克 / 日

α-次亞麻油酸（Omega-3）
為 1.6 公克 / 日

女 性 成 人

亞麻油酸（Omega-6）
為 12 公克 / 日

α-次亞麻油酸（Omega-3）
為 1.1 公克 / 日

關鍵概念釐清　01

植物油 99% 以上都是脂肪酸組成，因此不同的脂肪酸比例，決定植物油對人體健康的效益。Omega-3 系列的多元不飽和脂肪酸（PUFA），只特定存在幾種植物油當中，因此很容易被忽略。現今社會，人民的飲食當中，Omega-3 與 Omega-6 系列的多元不飽和脂肪酸比例有極大的失衡，過高的 Omega-6 脂肪酸被認為容易促進體內製造過多發炎物質，容易增加慢性疾病發生的機會。

　　正因為植物油 99% 以上是脂肪酸構成，不同植物油有不同的脂肪酸比例，近來許多科學家也發現，脂肪酸比例的不同會影響人體的生理功能，造成整體的健康效益有所不同。

　　早在 20 年前，已有科學家觀察到，特別在已開發國家，多數人們吃進過高的「亞麻油酸（Omega-6）」，而「α- 次亞麻油酸（Omega-3）」則吃得太少，造成兩者比例嚴重失衡，前者與後者失衡時的比例通常為 20~30：1，與正常比例 1~2：1 相差甚遠（註 2）。

　　雖然兩者都是人體不可或缺的必需脂肪酸，但在生理功能上，兩者有相反的特性。

　　研究指出，若飲食當中提供比例較高的「亞麻油酸（Omega-6）」，會在人體內轉變成「花生四烯酸（Omega-6）」

（Arachidonic Acid）。花生四烯酸對人體非常重要，是「前列腺素」（Prostaglandins）與「細胞激素」（Cytokines）製造的原料，然而，過多的花生四烯酸卻反而不利健康。

第一，它會讓身體製造較多與發炎指數相關的細胞激素，如 PGI_2、PGE_2 等；第二，它會讓身體製造較多增加血管收縮、增加凝血功能特性的前列腺素，如 TXA_2。簡單來説，當我們吃進比例較高的「亞麻油酸（Omega-6）」，會促成身體轉變太多的花生四烯酸，使身體處於一個高度發炎的風暴狀態，並且可能增加心血管疾病的風險。

然而，「α-次亞麻油酸（Omega-3）」卻剛好相反過來，它可以在人體內進一步轉變為更長鏈的脂肪酸，即 Omega-3 的 EPA、DHA，讓身體傾向製造「降低發炎指數」的細胞激素，如 PGI_3、PGE_3 等，與促進血管平滑肌舒張、減少凝血作用特性的前列腺素，如 TXA_3 等。

因此，已有不少專家認為，提高飲食的「α-次亞麻油酸（Omega-3）」的攝取比例，對整體的健康是較有利的 (註2~3)。

愛爾蘭科學家 Patterson 等人在 2012 年的回顧文獻（Literature review）指出，近幾十年來，人類的飲食大幅提高「亞麻油酸（Omega-6）」的攝取比例，相對「α-次亞麻油酸（Omega-3）」則是下降，長期下來，使人體趨向於「過度發炎」的狀態，可能提高與發炎相關的慢性疾病風險，如非酒精性的脂肪肝臟疾病（NAFLD）、心血管疾病、肥胖、類風濕性關節炎等 (註4)。

美國心臟學會（AHA）於 2009 年的「心血管疾病預防飲

食」則建議，「亞麻油酸（Omega-6）」占每日總熱量 5~10%
是合理的範圍，這相當於男性成人每日攝取 17 公克、女性則
是 12 公克的「亞麻油酸（Omega-6）」。因此，維持適當範圍，
過低或過高的「亞麻油酸（Omega-6）」都不利於健康（註5）。

　　只是，市售常見的植物油，脂肪酸的比例分布有明顯的不
均（參考第 71 頁圖表）。這是什麼意思呢？

　　「α-次亞麻油酸（Omega-3）」只存在少數幾種植物油，
如亞麻仁油、芥花油及大豆沙拉油。大致來說，我們可以發
現大多數的植物油，「單元不飽和脂肪酸」比例占 13~50%，
對人體的發炎物質的產生趨向於中性「Neutral」，所以對人體
健康的影響性較低。但是，「多元不飽和脂肪酸」，又以「亞
麻油酸（Omega-6）」占最大的比例，範圍介於 16~76%，而
且普遍所有植物油，亞麻油酸（Omega-6）」的比例都超過
50%，「α-次亞麻油酸（Omega-3）」只少數存在幾種特定
的植物油。

　　所以，這也是為什麼現代人，吃進過高的「亞麻油酸
（Omega-6）」，而「α-次亞麻油酸（Omega-3）」反而則
吃得太少，造成兩者比例嚴重失衡。多數植物油的「飽和脂肪
酸」都不超過 20%，唯一的例外是熱帶種子的植物油，如棕
櫚油與椰子油。它們的「飽和脂肪酸」比例非常高，椰子油高
達 87%，棕櫚油則約 50%。

　　許多研究已證實，飽和脂肪酸會提高 LDL 低密度膽固醇
的上升，增加心血管疾病的病風險（註6~9），因此，基於維持
心血管系統健康，在選擇植物油方面，能盡量減少食用「棕櫚

油」及「椰子油」是比較好的。

　　棕櫚油及椰子油價格較為便宜，且飽和脂肪酸的比例高，故品質較為安定，不容易產生油脂氧化及油脂劣變，因此，許多食品業者非常喜愛使用，咖啡伴侶的奶精、奶球也多使椰子油。因此，選購食品前，詳讀成分標示，減少食用棕櫚油、椰子油就可以減少植物性「飽和脂肪酸」的攝取，有利於心血管的健康。

關鍵概念釐清　02

　　橄欖油對心血管的健康是有正面幫助的，主要是橄欖油存在許多天然「多酚類」成分。然而，橄欖油的「單元不飽和脂肪酸」（MUFA）比例過高，也不是提供「必需脂肪酸」的良好來源。因此，飲食的油脂不能集中在橄欖油，適當吃點堅果種子，每週固定吃 2 份的深海魚，可以提高 Omega-3 系列多元不飽和脂肪酸的攝取，是一個比較理想、容易做到的方法。

　　「那選擇橄欖油應該就健康吧？」大多數民眾認為「橄欖油」好處多多，但若以「必需脂肪酸」的營養價值來評估，橄欖油高達 70~80% 都是由「單元不飽和脂肪酸」組成，「多元不飽和脂肪酸」的比例通常在 10% 以下，「α- 次亞麻油酸（Omega-3）」更是不到 1%，因此，橄欖油並非「必需脂肪酸」

的理想來源。然而，已有研究指出，橄欖油含有許多天然的「多酚類」（Phenolics）及「木酚素」（Lignans），這些天然物質稱為植化素（Phytochemicals），實驗上具有抗發炎、抗氧化功能，且被認為可以延緩「低密度脂蛋白膽固醇」（LDL）氧化，有助於降低心血管疾病發生率(註10、11)。

市售常見植物油之「亞麻油酸」（Omega-6）與「α- 次亞麻油酸」（Omega-3）之比例成分表

亞 麻 油 酸 （ O m e g a - 6 ）

大豆沙拉油	54 %	芝麻油	41 %
紅花油	76 %	米糠油（又稱玄米油）	33 %
葵花油	68 %	南瓜籽油	54 %
玉米油	54 %	花生油	32 %
橄欖油 *	10 %	杏仁油	23 %
芥花油	22 %	棉籽油	54 %
菜籽油	20 %	棕櫚油	10 %
亞麻仁油	16 %	椰子油	1 %
葡萄籽油	75 %		

α - 次 亞 麻 油 酸 （ O m e g a - 3 ）

大豆沙拉油	7％ 優	芝麻油	<1%
紅花油	<1％	米糠油（又稱玄米油）	<1%
葵花油	1％	南瓜籽油	<1％
玉米油	1％	花生油	非常微量
橄欖油*	1%	杏仁油	非常微量
芥花油	10％ 優	棉籽油	非常微量
菜籽油	1％	棕櫚油	1％
亞麻仁油	54％ 優	椰子油	非常微量
葡萄籽油	<1％		

* 補充說明：任何形式的橄欖油，以單元不飽和脂肪酸（MUFA）的油酸
（Omega-9）所占比例最高，比例約 70~80%。（資料來源：註 12、13）

營 養 師 小 結 論

　　植物油 99% 以上都是脂肪酸構成，脂肪酸的比例不同決
定了健康效益的差異性。「亞麻油酸（Omega-6）」與「α-
次亞麻油酸（Omega-3）」對人體是必需脂肪酸，必需藉由飲
食攝取，植物油則是飲食的最佳來源。近來研究觀察，現代人

的飲食中，攝取過高的「亞麻油酸（Omega-6）」，會使人體傾向過度發炎的狀況，並且增加動脈粥狀硬化、凝血因子上升的指數，而不利心血管健康。

多數植物油的「亞麻油酸（Omega-6）」與「α-次亞麻油酸（Omega-3）」的比例大多不均勻，又以前者比例占最多，當我們烹調食物時，只固定使用幾種植物油，長期下來，就可能讓飲食中理想的多元不飽和脂肪酸的比例有所失衡。

事實上，沒有任何的植物油被公認是最健康的，價格越高也不等於健康的效益越好。就以橄欖油來說，因含有天然的多酚物質，多數研究被認為對心血管疾病具保護作用，但是，橄欖油的單元不飽和脂肪酸的比例過大，反而不是「必需脂肪酸」的理想來源。

以維持健康觀點來看，植物油中的「飽和脂肪酸」、「單元不飽和脂肪酸」及「多元不飽和脂肪酸」，三者之間的攝取達到平衡才是關鍵，尤其要注意避免長期攝取高比例的「亞麻油酸（Omega-6）」，可減少身體製造過多的發炎介質。美國心臟學會（AHA）在 2009 年的報告中，建議「亞麻油酸（Omega-6）在每日總熱量之比例在 5~10% 為宜」（註 5）。

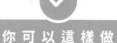

　　烹飪時，勿過度集中特定的植物油，多使用不同來源的植物油，或是選擇市售的混合調合油，最好能選含有亞麻仁油、芥花油、大豆沙拉油的成分，如此便可增加「α - 次亞麻油酸（Omega-3）」的比例。

　　每日固定攝取 1~2 份的堅果種子，如核桃、腰果、杏仁、奇亞子、亞麻仁等，可以攝取豐富的「α - 次亞麻油酸（Omega-3）」，藉以彌補多數植物油脂肪酸比例不均的缺點。

　　「α - 次亞麻油酸（Omega-3）」在人體內可以自行合成長鏈的 Omega-3 脂肪酸，如 EPA 及 DHA。對人體的生理功能具有重要性，但研究指出，人體的轉換率通常很低約只有 1% (註 14)。

　　適當使用使用富含「α - 次亞麻油酸（Omega-3）」的植物油（如亞麻仁油、芥花油、大豆沙拉油）、每天吃至少 1 份的堅果種子（如核桃、腰果、杏仁）、每週固定吃 2 份的深海魚類，以上三個方法都可以提高飲食中 Omega-3 脂肪酸的攝取，有助於減少體內製造過多的發炎介質。

參考文獻（註）：

1. Trumbo, P., Schlicker, S., Yates, A.A., Poos, M. Food and Nutrition Board of the Institute of Medicine, the National Academies. (2002). Dietary reference intakes for energy, carbohydrate, fiber, fat, fatty acids, cholesterol, protein and amino acids. Journal of the American Dietetic Association, 102:1621-1630.

2. Simopoulos, A.P. (1999). Essential fatty acids in health and chronic disease. American Journal of Clinical Nutrition, 70:560S-569S.

3. Rajaram, S. (2014). Health benefits of plant-derived α-linolenic acid. American Journal of Clinical Nutrition, 1:S443-448.

4. Patterson, E., Wal,l R., Fitzgerald, G.F., Ross, R.P., Stanton, C. (2012). Health implications of high dietary omega-6 polyunsaturated Fatty Acids. Journal of Nutrition and Metabolism, 2012:539426.

5. Harris, W.S., Mozaffarian, D., Rimm, E., Kris-Etherton, P., Rudel, L.L., Appel, L.J., Engler, M.M., Engler, M.B., Sacks, F. (2009). Omega-6 fatty acids and risk for cardiovascular disease: a science advisory from the American Heart Association Nutrition Subcommittee of the Council on Nutrition, Physical Activity, and Metabolism; Council on Cardiovascular Nursing; and Council on Epidemiology and Prevention. Circulation, 119:902-907.

6. Siri-Tarino, P.W., Sun,Q., Hu, FB., Krauss, R.M. (2010). Saturated fatty acids and risk of coronary heart disease: modulation by replacement nutrients. Current Atherosclerosis Reports, 12:384-390.

7. Kuipers, R.S., de Graaf, D.J., Luxwolda, M.F., Muskiet, M.H., Dijck-Brouwer, D.A., Muskiet, F.A. (2011). Saturated fat, carbohydrates and cardiovascular disease. Netherlands Journal of Medicine, 69:372-378.

8. Micha, R., Mozaffarian, D. (2010). Saturated fat and cardiometabolic risk factors, coronary heart disease, stroke, and diabetes: a fresh look at the evidence. Lipids, 45:893-905.

9. Siri-Tarino, P.W., Chiu, S., Bergeron, N., Krauss, R.M. (2015). Saturated fats versus polyunsaturated fats versus carbohydrates for cardiovascular disease prevention and treatment. Annual Review of Nutrition, 35:517-543.

10. Martín-Peláez, S., Covas, M.I., Fitó, M., Kušar, A., Pravst, I. (2013). Health effects of olive oil polyphenols: recent advances and possibilities for the use of health claims. Molecular Nutrition and Food Research, 57:760-771.

11. Covas, M.I., Konstantinidou, V., Fitó, M. (2009). Olive oil and cardiovascular health. Journal of Cardiovascular Pharmacology, 54:477-482.

12. Orsavova, J., Misurcova, L., Ambrozova, J.V., Vicha, R., Mlcek, J. (2015). Fatty acids composition of vegetable oils and its contribution to dietary energy intake and dependence of cardiovascular mortality on dietary intake of fatty acids. International Journal of Molecular Sciences, 16:12871-12890.

13. Medeiros, D.M., Wildman, R.E. (2015). Chapter 5. lipids: fatty acids, triglyceride, phospholipids and sterols. Advanced Human Nutrition 3rd Edition, p.122-125.

14. Barceló-Coblijn, G., Murphy, E.J. (2009). Alpha-linolenic acid and its conversion to longer chain n-3 fatty acids: benefits for human health and a role in maintaining tissue n-3 fatty acid levels. Progress in the Chemistry of Fats and Other Lipids, 48:355-374.

迷思
07

長途開車或加班的夜晚,來一罐提神能量飲料,真能幫助減少疲勞?長期喝安全嗎?

① 科學觀點

理解含咖啡因能量飲料與精神疲勞之間的關聯,建議一天不飲用超過 1 瓶,同時注意咖啡因與糖分,避免攝取過量。

也許你會聽說

擔心疲勞，沒有精神、沒有多餘的體力應付工作，除了喝咖啡，是否還有其他的方法？有些民眾透過電視廣告的耳濡目染，認為來一罐「能量、提神飲料」，就可以恢復體力、提振精神！彷彿成為加班族朋友們的強力後盾，沒有它就不能上工。甚至有人相信運動比賽期間，補充一罐能量飲料，更可以激出爆發力。只是，「提神或能量飲料」真的可以提振精神、趕走疲勞嗎？長期喝下來是否安全呢？

事實的真相是

不論是「提神」或「能量」飲料，都屬於機能性飲料，產品大多訴求減少疲勞感、恢復活力。近來更有產品宣稱，能量飲料可以提升運動表現，加強比賽的耐力。事實上，這些訴求都是為了要吸引消費者目光，屬於業者的廣告效果。

「能量、提神飲料」有很大的共同點，就是成分都大同小異，不外乎是咖啡因、牛磺酸、各種維他命 B 群、瓜拉那萃取物（Guarana extracts）、人參萃取物（Ginseng extracts）或胺基酸等，而剩下其他的成分多半是蔗糖、砂糖、各種不同口味的香料、碳酸水及甜味劑等的食品添加物。為什麼「能量、提神飲料」可以減少疲勞感？答案很簡單，因為它們都添加了咖啡因。

關鍵概念釐清　01

> 市面上的「能量、提神飲料」都額外添加咖啡因，平均一瓶約 80 毫克。咖啡因在生理學上是一種天然的中樞神經興奮劑，會使我們的交感神經興奮，這也是這些飲料可以訴求減少疲勞感、提振精神的原因所在。

　　咖啡因是一種天然物質，學名是「甲基黃嘌呤生物鹼」（Methylxanthine alkaloid）。咖啡因天然存在於各種植物，例如：咖啡豆、可可豆、茶樹、茶葉、瓜拉那（一種草木本植物）、黑巧克力等。咖啡因在生理學上，是一種天然的中樞神經興奮劑，咖啡因參與神經系統的活化，並表現在交感神經的作用上，使我們心跳加速、呼吸急促、血管收縮上升、血壓上升、排尿增加等。所以，「能量、提神飲料」利用添加咖啡因的生理特性，訴求可以減少疲勞感、恢復體力。一般來說，一瓶「能量、提神飲料」（約 250 c.c.）可以提供約 80 毫克的咖啡因。這相當於一杯 60 c.c. 的義大利濃縮咖啡（Espresso）。甚至，我們再進一步比較，普通一杯的美式黑咖啡（220 c.c.）約含咖啡因 50 毫克，而一杯可樂（355 c.c.）約含咖啡因 40 毫克（註1）。顯然，和一般咖啡相比，「能量、提神飲料」的咖啡因含量是明顯較高的。

　　「咖啡因攝取過多會怎麼樣？」它會過度刺激人體的中樞神經系統及交感神經系統，對於某些敏感性族群來說，可能產

生一系列非預期的行為表現，如難以入眠、行為躁動、亢奮及焦慮。嚴重者，可能還會引起心悸、心跳加快、心律不整等嚴重症狀。

在我們的日常生活中，含咖啡因飲料非常普遍，除了咖啡之外，一般茶類、可樂飲料、可可都含有咖啡因，甚至是生巧克力也含些許的咖啡因。若平常有喝茶或咖啡習慣的朋友，此時，再喝一瓶「能量、提神飲料」，一天下來，總咖啡因的攝取就會明顯過量了！

一天所攝取的咖啡因最好不超過多少量為宜？依美國食品藥物管理局（FDA）建議，「一般健康成人每日的咖啡因攝取宜在 400 毫克以下，通常不會有健康的危害產生（註2）」。然而，歐盟的標準就比較嚴格了，以一般健康成人來說，「每公斤實際體重乘以 3 毫克就是每日咖啡因的最高限量」。例如：一位男性成人體重是 75 公斤，因此每日的咖啡因的攝取就不能超過 225 毫克（註1）。

對於有高血壓、心血管疾病的朋友來說，咖啡因會導致血管收縮、血壓上升，必須格外限制。過多的咖啡因會刺激交感神經，產生心悸症狀，如脈搏加快，甚至心律不整。所以，懷孕哺乳的婦女，更要小心「咖啡因」的攝取，以避免對胎兒發育有所影響（註3）。

關鍵概念釐清　02

運動前、後補充「能量、提神飲料」是錯誤的觀念，目前沒有充足的科學研究支持補充後可以增強運動表現。「能量、提神飲料」含有較高的咖啡因，會加速排尿，使體內流失更多的電解質，當血液中的電解質過低，就可能發生抽筋、痙攣之現象，增加運動後身體脫水的潛在風險。

　　至於運動期間來一罐「能量、提神飲料」可以提升運動表現的說法，其實更是錯誤的觀念。主要是因為「能量、提神飲料」多半含有咖啡因，咖啡因會加速尿液排泄。我們都知道，運動過程中會排汗，汗水伴隨著電解質及水分的流失，而咖啡因會加速利尿，能量飲料非但無法補充電解質及水分，更可能加速排尿，造成更嚴重的身體脫水。當血液中的電解質過低，就可能發生抽筋、痙攣現象。因此，能量飲料無法取代一般的運動飲料及水。

關鍵概念釐清 03

小小一罐「能量、提神飲料」,所含的維他命 B 群或牛磺酸等,
含量都不高,相較一般的膳食補充品,多屬於非常低的單位劑
量,對健康成人來說,短時間內補充一罐「能量、提神飲料」,
宣稱可以提振精神,很大一部分是來自消費者的心理作用及咖
啡因的刺激。

　　除了咖啡因之外,「能量、提神飲料」最常見的成分,
就是「維他命 B 群及牛磺酸」。前者包括維他命 B1、維他命
B2、菸鹼素、維他命 B6、泛酸、維他命 B12 等。這些維他命
主要參與人體的能量代謝,協助將我們吃入的碳水化合物、脂
肪及蛋白質三大營養素順利轉化為能量,以利身體細胞利用。
因此,一般業者相信,添加維他命 B 群可以幫助減少疲勞感、
提升體力,是因為相信「維他命 B 群有參與能量代謝」的功用。

　　但是,每一罐「能量、提神飲料」所含的維他命 B 群,
因各家廠牌而存在含量的差異。維他命 B 群是否可以恢復體
力,減少疲勞感,目前多屬於理論假設,實際上的人體研究並
不充足,相較一般的營養補充品,一瓶「能量、提神飲料」所
提供的維他命 B 群含量其實並不高。尤其,一般成人如果本
身沒有維他命 B 群攝取不足或缺乏情況下,短時間的補充一

瓶「能量、提神飲料」，基本上，不會產生恢復體力、減少疲勞感的作用。

　　至於牛磺酸，它是一種含硫的胺基酸，多存在人體的骨骼肌、神經系統等組織。一般動物性食品，如牛肉、豬肉、瘦肉、家禽類及海鮮類都含有豐富的牛磺酸，因此人類缺乏牛磺酸的情況非常少見，實在不需要從「能量、提神飲料」來補充。牛磺酸維持人體正常的肌肉收縮及神經傳導功能，同時更是構成膽汁的重要成分。

　　一些研究指出，補充牛磺酸對運動員來說，可以延遲肌肉酸痛、減少運動對肌肉的損傷（註4），並可以減少運動所帶來的氧化性傷害，有助於提升運動期間的表現（註5）。對於接受高密集、中高強度訓練的運動員來說，補充「牛磺酸」或許有正面的幫助。值得注意是，「能量、提神飲料」為了有良好的適口性，都添加了蔗糖或砂糖，長期飲用之下，就會額外多攝取這些精緻單糖，增加熱量的攝取。

　　過度飲用「能量、提神飲料」則可能帶來安全上的風險。有研究指出，能量、提神飲料因含有較高的咖啡因，甚至有的飲料會添加瓜拉那萃取物，該萃取物本身就含有天然的咖啡因，往往造成消費者攝入太多隱藏的咖啡因。在歐洲及澳洲，年輕族群習慣性將能量、提神飲料和酒類一起飲用，過多的咖啡因可能抑制肝臟對酒精代謝的能力，可能提高酒精中毒的風險。而敏感族群往往對咖啡因的耐受性不佳，在喝了2~3瓶以上的能量、提神飲料之後，都可能產生腸胃道不適、暈眩、焦躁、睡眠障礙等症狀（註6、7）。

營養師小結論

　　「能量、提神飲料」因添加許多咖啡因，因此業者往往宣稱可以提振精神、減少疲勞感。對於「咖啡因」敏感族群來說，要格外注意，另外有高血壓、心血管疾病的朋友及懷孕婦女，更應該避免飲用「能量、提神飲料」。而對一般健康成人來說，每天應不超過 1 瓶為限。

　　「能量、提神飲料」除了咖啡因之外，常見的成分包括：牛磺酸、各種維他命 B 群、瓜拉那萃取物、人參萃取物或胺基酸。目前並沒有科學研究支持「這類飲品對於恢復體力、減少疲勞感及對運動表現是有幫助」的說法，大多是來自消費者的心理作用及咖啡因本身的刺激。

　　運動期間補充「能量、提神飲料」，可能反而會加速脫水、電解質的流失，故不能取代運動飲料及白開水。

對健康成人來說,「能量、提神飲料」的飲用以每日不超過 1 瓶為限。這類飲品大多訴求恢復體力、減少疲勞感,主要是因為含有咖啡因的關係,它能刺激中樞神經及交感神經,使人意識清醒,減少疲倦感。

事實上,「能量、提神飲料」也是一種含有高咖啡因的含糖飲料,長期攝取,要注意分量控制,一天不超過 1 瓶,並注意其他含咖啡因飲料、含糖飲料的攝取,以避免咖啡因及糖分超量。有些飲品會添加「人參萃取物」,可能會影響藥物吸收與作用,有服藥情況之下,最好避免飲用,或者飲用前請先諮詢專業醫療人員的意見。

有高血壓、心血管疾病的朋友、懷孕婦女、對咖啡因敏感者及老年人、孩童,更是要謹慎小心,如非必要,最好避免飲用「能量、提神飲料」。

參考文獻（註）：

1. Caffeine: EFSA estimates safe intakes. (2015). European Food Safety Authority. 網址 :https://www.efsa.europa.eu/sites/default/files/corporate_publications/files/efsaexplainscaffeine150527.pdf

2. FDA to Investigate Added Caffeine. (2013). US FDA Consumer Health Information. 網址：https://www.fda.gov/downloads/ForConsumers/ConsumerUpdates/UCM350740.pdf

3. Higgins, J.P., Tuttle, T.D., Higgins, C.L. (2010). Energy beverages: content and safety.　Mayo Clinic Proceedings, 85:1033-1041.

4. Ra, S.G., Miyazaki, T., Ishikura, K., Nagayama, H., Suzuki, T., Maeda, S., Ito, M., Matsuzaki, Y., Ohmori, H. (2013). Additional effects of taurine on the benefits of BCAA intake for the delayed-onset muscle soreness and muscle damage induced by high-intensity eccentric exercise. Advances in Experimental Medicine and Biology, 776:179-187.

5. Zhang, M., Izumi, I., Kagamimori, S., Sokejima, S., Yamagami, T., Liu, Z., Qi, B. (2004). Role of taurine supplementation to prevent exercise-induced oxidative stress in healthy young men. Amino Acids, 26:203-207.

6. Breda, J.J., Whiting, S.H., Encarnação, R., Norberg, S., Jones, R., Reinap, M., Jewell, J. (2014). Energy drink consumption in Europe: a review of the risks, adverse health effects, and policy options to respond. Frontiers in Public Health, 2:134.

7. Gunja, N., Brown, J.A. (2012). Energy drinks: health risks and toxicity. Medical Journal of Australia, 196:46-49.

迷 思

08

聽說有機蔬果比較健康安全，
有機蔬菜的營養價值真的比一
般蔬果好嗎？

Q　科學觀點

了解有機食品定義與比較營養成分，其實兩者的營養價
值無太大差異，但若從環保、食安角度評估，有機的確
比較好。

? 也許你會聽說

　　市面上越來越多的產品強調是「有機食品」，從蔬菜、水果、穀類，甚至是一般雞蛋、牛奶，都通通如此強調。市面上也推出許多有機蔬果汁，強調與契約農場合作，保證無使用農藥，讓消費者喝得安心又健康，內容聽起來吸引人，但看到價格卻不親民，不禁感嘆「有機飲食正流行，但相對荷包也少到不行」。多數人對有機蔬果的印象有「三高」，安全性高、營養價值高，價格也高；如果平常吃的水果、青菜都改成有機的，每個月的菜錢恐怕超支不少。究竟「有機蔬果」跟「一般傳統蔬果」有什麼不同？「有機蔬果」的營養價值，真的比「一般傳統蔬果」好嗎？

💡 事實的真相是

　　近年來，臺灣市場上逐漸出現標榜「有機」的農產品，專門的「有機店鋪」也如雨後春筍般地開張。首先，我們先來認識，何謂「有機農產品」，它跟一般傳統的蔬果有什麼不一樣？簡單來說，這之間最大的差異就是「栽種」與「管理」方式有所不同。依臺灣行政院農業委員會對有機農產品的定義 (註1)，不論是國內生產還是國外進口，要宣稱是「有機」農產品，通通要經過政府認證，「確保從播種、培育、環境、土壤肥料、

害蟲防治、運送等一系列的過程都在嚴密的規定下進行」，其中，以下三點特色，跟傳統農產品的培育方式有很大差異：

1. 不使用基因改造品種，不使用人工化學肥料培育、不使用農藥及人工除草劑，而改以天然的豆粕類、米糠等植物堆肥。

2. 利用人工方式如物理性的捕蚊燈、有色黏蟲紙或使用香辛植物（大蒜、辣椒、蔥、韭菜等）等浸出液或天然抽出液，來取代一般合法農藥防治病蟲害。

3. 強調農場需有良好的土壤管理，包括：要定期分析土壤，檢測重金屬與落實水土保持，並鼓勵適當輪作或適時休耕，多栽種綠色作物，防治蟲害。

　　由以上三點看來，我們可以發現，有機農產品最大的特色就是盡可能減少人工化學物質的使用（如農藥、除草劑、人工化學肥料等），且同時兼具環保，強調要定期土壤分析與做好水土保持。這樣聽起來，「有機農產品」真是兩全其美，不但可以避免農藥、除草劑、重金屬等食安風險的汙染，也可以從中落實環保政策，減少化學物質的汙染。

　　從整體的環保概念來看，「有機農產品」確實有其優點。不過，有機與一般傳統的栽種、培育方式，是否也會響農產品本身的「營養價值」或「健康效益」？這就要看證據來說話了。

關鍵概念釐清 01

有機蔬果與一般傳統蔬果最大差異在「栽種」、「培育」管理方式很不一樣。在臺灣,要宣稱是「有機蔬果」,必須經過農委會的認證,從播種、土壤管理到運送,都要經過一系列嚴謹的認證。

　　義大利科學家 Rossi 等人在 2008 年發表的研究中,比較「有機番茄」與「一般傳統栽種番茄」的營養成分。作者原先假設,不同栽種方式對番茄的成分會有不同影響。然而,分析的結果是,「有機番茄」反而有比較低的「番茄紅素」與「維他命 C」,而蛋白質量稍高一點點。但整體比較來看,「有機番茄」與「一般傳統栽種番茄」的營養成分其實差不多 (註2)。

　　而法國科學家 Caris-Veyrat 等人在 2004 年發表的一篇人體研究報告,這個實驗直接比較多吃「有機番茄」的人,跟多吃「一般傳統栽種番茄」的人,在血液檢測上的項目有沒有什麼不同,進一步來評估多吃「有機番茄」的人是否真的比較健康?這個實驗讓參加者每天各吃 90 公克的番茄泥,為期 3 週後,經抽血分析,結果顯示,不論吃哪一種番茄,血液中的抗氧化的指標,如「血漿維他命 C 含量」與「血漿茄紅素濃度」都是沒有差異的 (註3)。

　　以上是「番茄」作物比較,接著我們來看另一個例子。美國科學家 Wunderlich 等人在 2008 年的研究中,分析不同季節,

「有機花椰菜」與「一般傳統花椰菜」之維他命 C 含量是否有所差異。作者認為，因維他命 C 易受陽光、空氣及加熱破壞，因此，維他命 C 是一個很好的敏感比較指標。實驗結果顯示，在相同的季節下，「有機花椰菜」與「一般傳統花椰菜」，在維他命 C 的含量上是沒有差異的。但是，作者觀察到在不同的季節裡，不論是「有機花椰菜」還是「一般花椰菜」，維他命 C 含量都有明顯的變化。這個研究證明了一個重點，「季節因素的不同，是影響蔬果中營養素含量變化的原因，並非有機作物與傳統作物的差異（註4）」。

　　以上三項是個別型的實驗，也許你會認為，蔬果可能因受「地域」或「品種」之不同而有分析的落差。因此，下方列出兩篇綜合性的「回顧文獻」（literature review），希望能呈現客觀性的比較。

　　英國科學家 Dangour 等人在 2009 年發表的文獻回顧中，分析了 55 篇已發表的科學文獻，比較了 137 種「有機農作物」與「一般傳統農作物」，主要是比較兩者的營養成分有沒有差異。分析項目分為三類：(1) 維他命 C 含量；(2) 多酚類物質含量（一種天然植化素，具有抗氧化能力）；(3) 礦物質含量（如鈣、鎂、鋅、磷）。分析結果顯示，大部分的「有機農作物」與「一般傳統農作物」的營養成分都是沒有差異的，也就是說「有機農作物」的營養價值不會比「一般傳統農作物」要來得高或優異。不過在這，作者卻觀察到，一般傳統農作物通常有比較高的「含氮量」，不影響營養價值，可能是使用較多化學合成肥料的關係（註5）。

　　除此之外，英國科學家 Dangour 等人，隨後在 2010 年發表的研究中，利用「回顧文獻」（literature review）方式進行資料蒐集。作者進一步探討，「經常性攝取『有機農產品』的成人，是否有比較好的健康表現」？在這一項報告中，作者搜尋了高達 98727 篇的科學文獻，但依相關條件最後只篩選出 12 篇研究。然而很可惜的，這 12 篇研究的人數樣本及測量數據都不足，因此，至今尚無充分科學證據支持「多吃『有機蔬果』比『傳統蔬果』還要更健康」的說法。

關鍵概念釐清　02

經由營養成分分析，有機蔬果與一般傳統蔬果的營養價值其實是差不多的，目前沒有足夠的證據支持多吃「有機蔬果」就會比較健康。其實只要提供適當的生長條件，蔬果都能夠自行合成對健康必需的營養素或成分（如維他命、植化素、膳食纖維等）。而礦物質多半取決於該種植土壤的無機鹽類的含量，一般土壤貧瘠、栽種次數過多、休耕時間短的土壤，所種植的蔬果可能就會出現部分礦物質含量較低的現象。

　　在此需特別說明的是，很多因素都可能影響蔬果中營養素的變化，包括培育環境、品種差異、日光照射、季節變化、土壤的肥化程度，以及蔬果的新鮮程度等。如剛採收後的農作物，儲放一段時間後，因為澱粉分解關係，醣類會增加，香蕉與南瓜就是其中一例。或者番茄剛採收後，必須等待一段熟成期後，顏色由「綠」轉「紅」，茄紅素的含量才會慢慢地增加。

　　不論是「有機栽培」還是「一般傳統栽培」，蔬果中所含營養素，如膳食纖維（水溶性與非水溶性）、各種維他命，或是植物本身既存的植化素，如類胡蘿蔔素、多酚類物質、花青素、茄紅素等對人體有益的成分，其實只要提供適當的生長條件，植物就可以合成足夠的量。不過，有一營養素可能比較不同，那就是「礦物質」。

　　蔬果中所含的「礦物質」，其含量多半取決於該土壤的肥沃狀況，如果說，某些土壤的無機鹽類礦物質比較缺乏，相對的，該土壤生產的農作物，該礦物質的含量就會較低。

營 養 師 小 結 論

　　研究顯示，有機蔬果與一般傳統蔬果的營養價值沒有太大差異。目前也尚未有充分的證據顯示，多吃有機蔬果的人比吃一般傳統蔬果還更健康的說法。

　　在種植條件、培育方式及病蟲害防治的管理方式來比較，有機蔬果因為減少人工化學物質使用（如農藥、除草劑、人工化學肥料等），而鼓勵使用對自然環境較低汙染的方式。因此，以環保角度及食安風險評估來看，有機蔬果是較優於一般傳統蔬果。

　　不論是有機蔬果還是一般傳統蔬果，以有認證標章為優先選擇，包含輔導正確使用農藥的「吉園圃」標誌及「有機認證字號」的蔬果，對消費者來說，品質及安全上更多了一層保障。

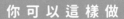

　　有機農產品需要特別管理、栽種及維護，農民投資的成本較高，價格相對較高，產量也有限。綜合各方考量後的建議是，當令時節的蔬菜，可以「一般傳統蔬果」為主，一來價格低廉，二來品質良好，三來農藥風險較低，依時令生長的作物通常不需過度施灑農藥，就能豐盛採收。若非當令時節蔬菜，或者風災過後，避免農藥用量超標的疑慮，則可適當選購合格單位認證之有機蔬果。

　　有機農產品可優先選擇含農委會在內的公正單位認證之合格標章。有機農產品的認證不易，從播種、培育、環境、土壤肥料、害蟲防治、運送等一系列的過程都在嚴密的基準下進行，因此，有機農產品的認證需有專家、專業機構的驗證與勘查，通過後才得以核發。對消費者來說，選用有機農產品，食安品質上多一層保障，對有心栽培有機農業的農民來說，也是一種肯定。

　　除了「有機農產品」外，農委會也推出「吉園圃臺灣安全蔬果標章」，透過農政單位專業指導下，輔導農民進行合理病蟲害防治、使用推薦藥劑以及遵守安全採收期，且產品經過輔導、檢驗、管制三大程序，確保品質後，才能使用「吉園圃臺灣安全蔬果標章」。雖然，吉園圃認證並非有機農產品，但農藥管制有嚴格管理，並且定期檢驗，

對消費者來說，價格也相對低廉，也是另一個同時兼具「經濟性」及「安全性」考量的選項。

參考文獻（註）：

1.　有機農產品及有機農產加工品驗證管理辦法第 6 條及附件 1。(2015)。行政院農業委員會。網址：http://law.coa.gov.tw/GLRSnewsout/LawContent.aspx?id=FL043612

2.　Rossi. F., Godani, F., Bertuzzi. T., Trevisan, M., Ferrari, F., Gatti, S. (2008). Health-promoting substances and heavy metal content in tomatoes grown with different farming techniques. European Journal of Nutrition, 47:266-272.

3.　Caris-Veyrat, C., Amiot, M.J., Tyssandier, V., Grasselly, D., Buret, M., Mikolajczak, M., Guilland, J.C., Bouteloup-Demange, C., Borel, P. (2004). Influence of organic versus conventional agricultural practice on the antioxidant microconstituent content of tomatoes and derived purees; consequences on antioxidant plasma status in humans. Journal of Agricultural and Food Chemistry, 52:6503-6509.

4.　Wunderlich, S.M., Feldman, C., Kane, S., Hazhin, T. (2008). Nutritional quality of organic, conventional and seasonally grown broccoli using vitamin C as a marker. International Journal of Food Sciences and Nutrition, 59:34-45.

5.　Dangour, A.D., Dodhia, S.K., Hayter, A., Allen, E., Lock, K., Uauy, R. (2009). Nutritional quality of organic foods: a systematic review. American Journal of Clinical Nutrition, 90:680-685.

6.　Dangour, A.D., Lock, K., Hayter, A., Aikenhead, A., Allen, E., Uauy. R. (2010). Nutrition-related health effects of organic foods: a systematic review. American Journal of Clinical Nutrition, 92:203-210.

Chapter 2

減重飲食的
迷思破解

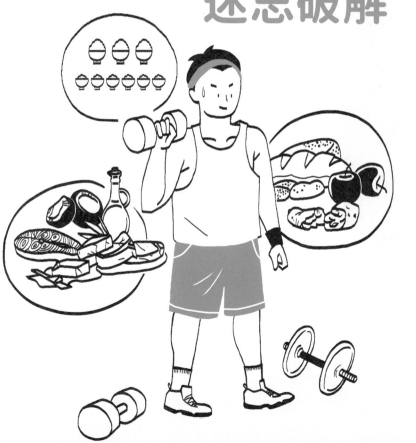

迷 思
09

為什麼不吃澱粉的高蛋白飲食可以快速減重？短期跟長期這樣吃，減重效果一樣嗎？

① 科學觀點

了解高蛋白飲食特色與限制醣類對人體代謝的影響，短期實行所減去的體重非來自脂肪，長期下來，不但無減重效果，反而不利心血管健康。

也 許 你 會 聽 說

　　午餐時，Tracy 打開自己做的便當後，旁邊的同事忍不住讚嘆：「哇，妳今天的菜色好豐富喔，有蒸豆腐、宮保雞丁、滑蛋蝦仁，還有燙牛肉片。……咦，怎麼菜蓋住的不是白飯，居然是水煮蛋！這樣能吃得飽嗎？」Tracy 故作神秘微笑著說：「為了拍婚紗穿得下禮服，我必須再瘦 5 公斤，從今天起，午、晚餐要遠離『澱粉』，擁抱『高蛋白飲食』。」大家是否覺得這場景似曾相識？有關「少吃澱粉，只吃肉、蛋、海鮮及豆製品的高蛋白飲食，是達到快速減重的手段」，這樣的迷思流傳已久，但你是否好奇，多吃肉跟蛋居然可以成功減重，這是為什麼呢？長期吃是否會對身體帶來傷害呢？

事 實 的 真 相 是

　　「低澱粉、高蛋白飲食」，不論國內外，都是盛行已久的熱門減重話題。許多參與者紛紛表示，該飲食確實有減重的成果。國外許多倡導者也說，「澱粉就是造成肥胖的主因」、「如果要成功減重，第一步就是要少吃澱粉」。

　　或許我們可以先從認識食物產生熱量的三大營養素談起。分別是：(1) 醣類（又稱碳水化合物）；(2) 脂肪；(3) 蛋白質。

　　當刻意減少飲食澱粉（主要提供醣類），其他兩類的蛋白質及脂質的比例就會代償性增加，其中又以增加「蛋白質」最為普遍。

關鍵概念釐清　01

主食類含有大量澱粉（如五穀根莖雜糧、全穀類、米飯、麵粉製品等），它提供絕大多數的醣類，一般來說，飲食中的醣類約占每日總熱量的 50~60%，以提供人體主要的能量。醣類進入身體，經消化後產生「葡萄糖」。「葡萄糖」是神經系統、肌肉細胞、紅血球等主要仰賴的能量。

「主食類」是澱粉的主要來源，主食類，顧名思義就是主要的飲食，如五穀根莖雜糧、全穀類、白米飯、一般麵粉或全麥麵粉製成的製品（如麵條、麵包、吐司等）等都屬於此類。

「澱粉」是食品學上的一項專有名詞，泛指複合性的醣類（或稱複合性的碳水化合物），並以「直鏈澱粉」及「支鏈澱粉」的結構形式存在食物中。這些主食類含有大量的複合性醣類，進入人體，經過消化、吸收後會轉變成葡萄糖（也就是我們一般稱的血糖），葡萄糖進入人體細胞，可以快速地提供細胞能量來源，特別是神經系統及紅血球，幾乎全部仰賴葡萄糖當能量。

以正常飲食來說，醣類在每日飲食的總熱量比例約 50~60%，蛋白質約 10~15%，脂肪則不超過 30%。三大營養素

都可提供熱量：每 1 公克的醣類提供 4 大卡；每 1 公克的蛋白質提供 4 大卡；每 1 公克的脂肪提供 9 大卡。然而，人體的肌肉細胞、骨骼細胞、神經系統及運輸氧氣的紅血球等，多仰賴「葡萄糖」為主要能量，因此，長時間內飲食中的醣類比例過低時（低於總熱量 20% 以下），刻意減少攝食主食類，就會讓身體大多的細胞無法直接利血糖當能量，這時就會開始造成營養代謝上的紊亂。

「澱粉是肥胖的元兇」這是錯誤的飲食迷思，如前面所說，澱粉含大量的複合醣類，是提供人體主要的能量來源。過多熱量攝取，才是關鍵因素。

其實，影響「肥胖」的因素非常多，涵蓋多項層面，大致可分外在條件（社會經濟狀況、飲食來源可獲性、飲食習慣、飲食喜好、心理影響等）及內在條件（生理狀況、遺傳因素、體質、疾病、甚至是藥物副作用等），不論是外在或內在，一旦熱量失衡，「吃進去的熱量大過於消耗」，過多的熱量不會憑空消失，依人體的生化代謝路徑，多數經由「脂質合成」轉變成脂肪（以三酸甘油酯的形式存在），並且儲存在人體的脂肪細胞（Adipocyte）。結果通常有兩種，一種是使脂肪細胞的面積增大（Adipocyte Hypertrophy），另一種就是使脂肪細胞的數量增多（Adipocyte Hyperplasia）。不論哪一種，最後都造成肥胖（註1）。

既然蛋白質和醣類、脂肪一樣，都會產生熱量，那為何會出現「提高蛋白質的攝取，可以幫助減重」的說法呢？「蛋白質也有熱量呀，難道提高比例就不會增胖嗎？」其實，這背後

與蛋白質複雜的生化、生理作用有密切的關係。以科學文獻的豐富性來看，的確已有相當多的研究支持「提高飲食的蛋白質攝取有助於減重」的說法。

　　過去，多項研究實驗設計以「人體控制飲食介入性試驗」為主（the controlled human feeding intervention trials），針對不同族群，如肥胖及過重的成人、肥胖孩童，甚至是體型正常的成人，短時間之內（通常設定在 4~12 週），在不限制熱量下，提高飲食蛋白質的比例，並降低醣類比例，也就是限制澱粉，大多數的研究呈現一致的結果，「即實驗者的體重（total weight）及身體質量指數（BMI）在實驗後都有明顯的下降（註 2、3、4、5）」。甚至，當更嚴格限制醣類（每日總熱量的 20% 以下），減重的成果更是明顯（註6）。

　　為什麼「提高蛋白質的攝取」對「減重」有幫助？荷蘭科學家 Westerterp-Plantenga 等人在 2009 年發表的綜合性的「回顧文獻」（literature review），提到三項可能理由（註7）：

1. 提高飽足感，因此減少攝食量：
   人體攝入蛋白質，經進一步消化、吸收與分解成為「單一胺基酸」而進入血液，過多的「胺基酸」會被氧化產生熱量，氧化後的胺基酸被認為容易讓人體產生飽足感。
2. 產熱效應：
   什麼是「產熱效應」（Diet Induced Thermogenesis, DIT 或 Thermic Effect of Food, TEF）？其實這是營養學的專有名詞。簡單來說，我們從飲食攝取醣類、脂肪及蛋白質，這些營養素進入人體會產生熱量，但相對的。我們的身體需

要經消化、吸收、代謝、運輸等過程，才能把這三大營養素（醣類、蛋白質、脂肪）轉換為熱量。而在這過程，會無形中消耗些許的熱量，這些熱量會以熱能形式被釋放出來，用來維持體溫。其中，蛋白質轉變成熱量的過程中，所消耗的熱量最高，也就是產熱效應最高，其次是醣類，最後是脂肪。所以這也可能說明，高蛋白飲食，相較於高醣類、高脂肪飲食來說，因為「產熱效應較高」，減少身體實際吸收的熱量，因此被認為有助於減重。

3. 改變營養代謝平衡，增加消耗能量：

「高蛋白飲食」通常是嚴格限制醣類。若長期處於低醣類的營養環境，將造成人體細胞對無法充分使用「葡萄糖」（血糖）。此情況下，就會改變人體的代謝途徑。肝臟儲存的醣類開始消耗，我們稱之「肝醣分解」（Glycogenlysis）。

人體的肝醣儲存有限，當飢餓超過 48 個小時以上，肝醣幾乎耗盡。這時就會開始分解、消耗肌肉的蛋白質，儘管飲食中已提高豐富的蛋白質，但因缺乏胰島素（Insulin）的關係（因為胰島素只會在人體攝入醣類時而被分泌，透過胰臟製造釋放到血液中，以便讓細胞吸收「血糖」，轉化能量來利用），而相對造成另一項荷爾蒙「升糖素」（Glucagon）的提高以維持血糖平衡。「升糖素」的目的是讓血糖上升，卻相對也讓肌肉的蛋白質產生分解，肌肉的蛋白質分解後，會產生胺基酸，這些胺基酸經過脫胺作用後，主要用來形成葡萄糖，以維持血糖，生化學上稱之為「糖質新生作用」（Gluconeogenesis），

這種作用是消耗能量的過程，促使身體的熱量重新分配，因此產生負熱量平衡的結果。

關鍵概念釐清 02

　「高蛋白飲食」通常伴隨嚴格的限制澱粉，背後牽涉複雜的生化代謝的改變。多數研究顯示，短期「高蛋白飲食」確實有助於減重，但長期實施（超過 6 個月以上）的減重結果是否能繼續維持，目前研究證據仍不充足。另外，短期內之所能快速減輕的體重，減去的體重，多半來自體內「水分」及「肌肉蛋白質」的流失，並非「脂肪組織」的減少。

　　身為營養師，我必須鄭重向大家澄清一項迷思：儘管表面上看來，若採取較為激烈的限制澱粉（每日的醣類攝取少於 100 克，相當於每日總熱量 20% 以下），並相對提高蛋白質（通常提高至每日總熱量的 30%），脂肪的比率則也可能提高 40~50%，短期之內，確實會有明顯的減重結果；但事實上這是因為生理及代謝上產生巨大的紊亂所導致，並非真正的體脂肪有所減少。如果再把時間拉長，超過 2、3 個月，飲食都處於一種「極低醣類、高蛋白」的飲食狀態，這時體內的肝醣（Glycogen）就會耗盡，無法滿足身體的「基礎代謝」及「基礎活動量」。身體為了節省蛋白質，會開始分解體內的脂肪來

提供能量，這時血液中的「游離脂肪酸」就會快速地增加，去製造一種特別的成分叫做「酮體」（Ketone Body），作為補償性的能量供給。雖然此時體內的脂肪組織被氧化、分解，但實際上分解的量非常小，並不足以達到減重的作用。

過多「酮體」對人體的神經系統具有毒性，嚴重者則導致產生「酮酸中毒」。同時，人體在排泄「酮體」時，會伴隨大量的水分與電解質流失，而可能產生「低血鉀」、「低血鈉」，嚴重者，當血液中電解質不平衡就可能伴隨痙攣、神經抽搐的症狀。

除了「低澱粉、高蛋白質飲食」外，近年來流行的減重飲食「生酮飲食」，其實也是相同的特色，「嚴格限制醣類，並提高飲食中的蛋白質、脂質的比例」，以便讓身體處於一個無法製造胰島素的極端生理環境，讓儲存在肌肉、肝臟的「肝醣」耗盡，「肌肉蛋白質」會逐漸減少，當體內的蛋白質減少到某一程度時，這時體內就會啟動保護機制，讓身體部分組織開始適應、使用脂肪轉換的酮體作為能量來源，而避免內臟蛋白質有所消耗（這時的肌肉蛋白質多已消耗殆盡）。「酮體」代謝時，主要是消耗身體的水分、電解質（人體 60~70% 都是水分組成），嚴重者就會發生「酮酸中毒」，人體也可能因「葡萄糖」來源不足，而較容易有倦怠現象，形成營養不良（註8）。

關鍵概念釐清　03

不是所有人都適合低醣的「高蛋白飲食」。這套飲食使動物性蛋白質、飽和脂肪酸的攝取量相對增加，美國心臟協會在2009年就提出警告：長期的高蛋白飲食，包括可能增加心血管疾病及骨質疏鬆症的患病風險，且易使尿酸值提高，惡化痛風症狀。

2009 年美國科學家 Foster 等人在「新英格蘭醫學期刊」（New England Journal of Medicine）發表研究，證明了「低醣、高蛋白飲食」沒有長期的減重成效。這項實驗針對 811 位過重成人進行「脂肪、蛋白質及醣類」不同分配比例的飲食計畫介入試驗。結果發現，採取「低醣、高蛋白飲食」在前半年的確有明顯的減重成果，但一年之後，減重的成效則和一般正常飲食沒有太大差異。這篇研究強調：提高飲食的蛋白質、脂肪，且降低醣類，短期來看也許有減重的成效，但長期而言，則很難維持。這顛覆了過去許多研究的結果，結論告訴我們，「不需要刻意改變飲食中的醣類、蛋白質及脂肪的比例，只要減少每日『總熱量』的攝取，就有助於減重 (註9)」。

而「高蛋白飲食」相對也有風險，不適合每一個人。美國心臟協會（AHA）營養專家委員會更在 2001 年的「高蛋白飲食結論報告」中提出了警告，採取「低醣類、高蛋白飲食」將帶來許多風險，包括以下三點 (註10)：

1. 一般減重的「高蛋白質飲食」往往訴求選用動物性蛋白質，而非植物性蛋白質。原因是植物性蛋白質（如豆類），通常含有較高的醣類。動物性蛋白質伴隨較高的「飽和脂肪酸」及「膽固醇」，可能提高血漿中「LDL 低密度脂蛋白」（壞的膽固醇）的濃度，而增加心血管疾病的風險。

2. 過多的動物性蛋白質的攝取會增加尿液中鈣的排泄量，也可能增加「骨質疏鬆症」的風險。

3. 有痛風或高尿酸遺傳體質的敏感性族群，因為動物性蛋白質含有較高的核蛋白，人體代謝後會提供較多的核酸，使血漿的普林（Purine）增加，故使血液的尿酸值增高，而惡化痛風的症狀。

　　尤其限制醣類的「高蛋白質飲食」，除了大幅降低主食類澱粉，有些比較嚴格的方式，也會限制含有「醣類」的水果、全穀類、五穀根莖雜糧及堅果種子類，這樣將更容易缺乏各種「維他命、礦物質、膳食纖維及植化素」。這些營養素有益於心血管系統的優點，因此整體來說，使用「低醣高蛋白飲食」，減重只是暫時性的假象，減去的是肌肉蛋白質及水分，非「脂肪組織」，甚至為了嚴格實施低醣飲食，會限制許多含有醣類的食物，如蔬菜水果、全穀類、堅果種子等，而造成營養不良，甚至，飲食中缺乏具有抗氧化特性的營養素或成分，如維他命A、C、E、礦物質及植化素，而不利於心血管之健康。

研究上來看，少吃澱粉（主食類），而只吃肉跟蛋的「高蛋白飲食」，雖然短期內可以幫助減重，主要是利用體內代謝的紊亂導致，減去的體重多半是水分、電解質、肌肉蛋白質，而非來自脂肪。且已有大型研究證實，長期執行一年的「低醣類高蛋白飲食」，並沒有維持減重的成效存在。

　　高蛋白飲食是營養不均衡的飲食型態。其因限制全穀類、五穀根莖雜糧、堅果種子類的攝取，容易缺乏維他命、礦物質、膳食纖維及植化素。另外，相對增加過多的動物性蛋白質、飽和脂肪酸，且可能提高血中「低密度脂蛋白膽固醇」（LDL-C，壞的膽固醇），並提高尿酸值，長期下來，恐不利於維護心血管的健康。

　　體重控制飲食的重點是在「總熱量」限制，並維持平衡的醣類（50~60%）、蛋白質（10~15%）及脂質（<30%）的比例。

減重飲食的重點在於「總熱量」的控制。健康的減重方式,是循序漸進,以自己的理想體重推算出每日的熱量所需,可以每日總熱量減少 500 大卡來進行減重計畫。因醣類是身體活動量的主要來源,故不宜低於總熱量之 50%。蛋白質宜在 16% 以下,脂肪則不超過 30%。

　　基於先前研究支持,在總熱量控制的前提下,適度提高蛋白質的含量,約 2~5%,適度減少醣類的含量,約 5~8%(不採取極端的嚴格限制),對於減重可能有正面幫助。

　　比較溫和的飲食技巧建議如下:可以透過減少精緻澱粉類的分量(如原本的一碗白米飯,改以半碗的五穀雜糧飯取代),並適度增加植物性蛋白質(如豆類)及非紅肉內臟的動物蛋白質(如海鮮、去皮的家禽瘦肉等),而非採取激進方式如嚴格限制澱粉,卻對蛋白質攝取不設上限。以漸進的方式,適度調整醣類與蛋白質的比例,如此,即可避免急遽改變人體代謝,減少對健康的不利影響。

　　只要每日消耗熱量大於攝入熱量,形成負熱量平衡,就有助於減重,並且搭配足夠的體能活動,確保減去的是脂肪組織,而非體內的水分、電解質及肌肉蛋白質。

參考文獻（註）：

1. Tchoukalova,Y.D., Koutsari, C., Karpyak, M.V., Votruba, S.B., Wendland, E., Jensen, M.D. (2008). Subcutaneous adipocyte size and body fat distribution. American Journal of Clinical Nutrition, 87:56-63.

2. Johnston, C.S., Tjonn, S.L., Swan, P.D. (2004). High-protein, low-fat diets are effective for weight loss and favorably alter biomarkers in healthy adults. Journal of Nutrition, 134:586-591.

3. Noakes, M., Keogh, J.B., Foster, P.R., Clifton, P.M. (2005). Effect of an energy-restricted, high-protein, low-fat diet relative to a conventional high-carbohydrate, low-fat diet on weight loss, body composition, nutritional status, and markers of cardiovascular health in obese women. American Journal of Clinical Nutrition, 81:1298-1306.

4. Bailes, J.R., Strow, M.T., Werthammer, J., McGinnis, R.A., Elitsur, Y. (2003). Effect of low-carbohydrate, unlimited calorie diet on the treatment of childhood obesity: a prospective controlled study. Metabolic Syndrome and Related Disorders, 1:221-225.

5. Johnstone, A.M., Horgan, G.W., Murison, S.D., Bremner, D.M., Lobley, G.E. (2008). Effects of a high-protein ketogenic diet on hunger, appetite, and weight loss in obese men feeding ad libitum. American Journal of Clinical Nutrition, 87:44-55.

6. Miller, B.V., Bertino, J.S., Reed, R.G., Burrington, C.M., Davidson, L.K., Green, A., Gartung, A.M., Nafziger, A.N. (2003). An evaluation of the atkins' diet. Metabolic Syndrome and Related Disorders, 1:299-309.

7. Westerterp-Plantenga, M.S., Nieuwenhuizen, A., Tomé, D., Soenen, S., Westerterp, K.R. (2009). Dietary protein, weight loss, and weight maintenance. Annual Review of Nutrition, 29:21-41.

8. Paoli, A. (2014). Ketogenic diet for obesity: friend or foe? International Journal of Environmental Research and Public Health, 11:2092-2107.

9. Foster, G.D., Wyatt, H.R., Hill, J.O., McGuckin, B.G., Brill, C., Mohammed, B.S., Szapary, P.O., Rader, D.J., Edman, J.S., Klein, S. (2003). A randomized trial of a low-carbohydrate diet for obesity. New England Journal of Medicine,348:2082-2090.

10. St Jeor, S.T., Howard, B.V., Prewitt, T.E., Bovee, V., Bazzarre, T., Eckel, R.H. Nutrition Committee of the Council on Nutrition. Physical Activity and Metabolism of the American Heart Association. (2001). Dietary protein and weight reduction: a statement for healthcare professionals from the Nutrition Committee of the Council on Nutrition, Physical Activity, and Metabolism of the American Heart Association. Circulation, 104:1869-1874.

迷 思

10

近年流行的「間歇性斷食法」
（輕斷食）也可成功減重，為
什麼？

從連續禁食與短期禁食對人體熱量平衡與代謝的影響來
探討，原來這樣做的減重主因是總熱量減少，而不是改
變身體的代謝平衡。

？ 也許你會聽說

　　健美的體態當道，有體重困擾的人都想嘗試輕鬆不費力的減重方法。近幾年，國外很流行的「間歇性斷食法」（Intermittent Fasting，又可稱為輕斷食）蔚為風潮，只要擬定規律的「禁食」與「進食」間隔時間，就可以改變身體的代謝平衡，自然而然就有減重成效。對生活忙碌的現代人，這方法確實有其吸引人之處，只要搜尋關鍵字，眼花撩亂的網路文章、部落客實行心得、書籍或者相關自製影片可說不勝枚舉。不免讓人好奇，不用控制熱量的「間歇性斷食法」真的有減重成效嗎？長期這樣吃是否安全？

💡 事實的真相是

　　想要減重的朋友總是樂於嘗試各種不同的減重方法，「低熱量的均衡飲食」及「增加體能活動」是最不傷身、最健康的減重方法，然而多數朋友卻難以持之以恆，不外乎忙碌、沒有時間運動，或者沒有意願、沒有能力執行低熱量的飲食計畫。

　　近幾年，「間歇性斷食法」從國外紅到臺灣，包括網路、部落格文章、報章雜誌，甚至坊間出版的書籍，都鼓吹宣稱「間歇性斷食法」的好處。相信許多朋友對禁食已不陌生，如回教的齋戒月（早晨到日落這段期間必須禁食），或參加民間公益團體舉辦的「飢餓 30」活動，甚至一般的健康檢查至少都需

空腹 8 小時等，而「間歇性斷食法」則是規律性的短暫禁食，以達到減重成效，主要分為以下三種形式。

1. **8：16 時間控制法：**

將三餐都集中在一天的 8 小時內食用完畢，其餘時間都保持禁食。例如：從早上 8 點開始到下午 4 點，可以按自己原本的步調，三餐正常吃，只是晚餐提前至下午 4 點前食用完畢。到下午 4 點，可依照實際狀況調整晚餐的分量，如果沒那麼餓，則可以少吃一點或略過晚餐。但重點是下午 4 點至隔日早上 8 點，這中間長達 16 小時都必須保持禁食，簡單來説，一天有 2/3 的時間不能吃任何東西。

2. **交替全日斷食法：**

簡單來説，就是一天三餐正常吃，隔一天全天禁食，交替進行。但這個方式執行上會比較困難，因為全日禁食的頻率過於密集，多數人無法忍受整天的飢餓而放棄。故後來國外有提倡者將禁食的頻率減緩，改為每週有五天是正常吃三餐，另外挑兩天全日禁食，一般來説，會將兩天的全日禁食分開，而不連續排在一起。例如：每週二或六為全日禁食，其餘日子則三餐正常吃。

3. **5：2 低熱量斷食法：**

「禁食」最大的障礙就是飢餓，為了避免過度的飢餓可能造成的不適症狀，如有些人會出現「反應性低血糖」，而有四肢無力的情形發生。因此，在執行上會有所調整，維持每週五天的三餐正常吃，其餘兩天以低熱量取代完全禁食，每日總熱量限制在 25% 以下（通常是每日不超過 500

大卡），同樣的，一般建議會將兩天的低熱量分開，而不要連續排在一起。

　　以上三種就是常見的「間歇性斷食法」，至於是否有減重成效？執行多久才有效果？在此之前，我們先回顧幾篇國外的人體研究來一探究竟。

　　2005 年美國科學家 Heilbronn 等人的研究報告中，招募共 16 位（男女性各 8 位）體型正常成人，進行為期 3 週的「全日禁食交替試驗」，即一天正常吃，隔一天全日禁食。在實驗第一天及實驗最後一天（3 週後），分別測量參加者的體重、體脂肪並抽血分析，觀察與食慾相關之荷爾蒙變化。結果顯示，禁食者的體重降低約 2.5%，體脂肪降低約 4%。生理指標部分，呼吸商值（Respiratory Quotient，簡稱 RQ，臨床上 RQ 值若下降，表示體內主要消耗脂肪作為能量來源）有降低現象，胰島素的濃度也下降。

　　這篇研究的作者指出，禁食會讓胰島素分泌量下降，導致體內的脂肪產生氧化與分解，因此觀察到 RQ 值降低，表示二氧化碳的呼出量增加，體內正使用脂肪作為能量來源。但在禁食期間，作者也觀察到，「禁食者的飢餓感是持續增加，沒有減退的」，雖然表面上看起來，全日禁食有減重的成效（成效是 3 週後，體重降低了 2.5%），但若要長期執行恐怕就不是一件容易的事，因為得要先克服整天忍受飢餓感的挑戰 (註1)。

　　接著，我們看另一個較為緩和，採取「低熱量斷食法」的研究。美國科學家 Varady 等人在 2013 年發表的研究中，針對 32 位體型介於正常與過重的成人（BMI 為 20~29 之間），進

行「低熱量斷食法」。實驗內容大致上是參加者一天正常吃，隔一天則只限制吃一餐（這一餐提供每日 25% 所需的熱量），兩者交替進行，實驗進行 3 個月。實驗結束後，結果發現，執行「低熱量斷食法」的人，平均體重明顯降低 5 公斤（註2）。

　　而另一篇比較近期的研究，同樣也是採用隔日的「低熱量斷食法」。美國科學家 Trepanowski 等人在 2017 年發表的研究中，其針對 100 名肥胖成人（BMI 平均 34），進行長達一年的斷食試驗，作者將肥胖成人隨機分成三組：

1. 低熱量斷食組：一天正常吃，隔一天則只限制吃一餐（這一餐提供每日 25% 所需的熱量）兩者交替進行。
2. 控制熱量組：每天三餐都正常的吃，但是控制總熱量在 75% 以下。
3. 對照組：不作任何介入。

　　結果顯示，在第六個月時，「低熱量斷食組」和「控制熱量組」的體重都明顯降低，兩組的體重都相同降低約 7 %，整個實驗進行了一年後，兩組體重降低的幅度都維持在 6%（註3）。以上證明，「低熱量斷食法」與「控制熱量飲食」（以一天所需總熱量為 75% 為計），具有相同的減重成效，體重前後的差異約 6~7%，並且成效可以維持一年。然而，禁食最大的挑戰就是對抗飢餓，這篇研究同時發現，參加「低熱量斷食法」可能有個缺點，「在一般正常吃的期間，參加者可能會刻意增加食物的攝取，以補償禁食期間的飢餓感，以滿足心理需求」。

　　回顧以上的三篇「間歇性斷食法」研究其實都有一致的減

重成效。為何有效？有一説法是禁食期間會改變身體的代謝平衡，特別是禁食同時，也限制了碳水化合物的攝取，因而降低「胰島素」分泌。「胰島素」是身體唯一能夠促進體內醣類、蛋白質及脂肪合成的重要荷爾蒙。

2005 年美國科學家 Heilbronn 等人發表的研究中，就觀察到實施「全日禁食」的人，血中胰島素濃度確實明顯較低 (註1)。實施禁食時，等於切斷所有能量來源，因身體無時無刻都需要能量，以維持生命。正常情況下，超過 8 小時以上的禁食會讓人體傾向「代謝分解」的狀態。首先，身體會自行分解肝醣（肝醣主要儲存在肝臟及肌肉），其次為肌肉蛋白質及少部分的脂肪，以提供能量。這時與胰島素作用相反的荷爾蒙就會隨之增加，如「升糖素」（Glucagon）、「生長激素」（Growth Hormone）及「腎上腺素」（Epinephrine）等。早在 1988 年，美國科學家就發現，長時間的禁食（超過 24 小時），血液中的生長激素就會增加。生長激素可以促進脂肪分解，讓身體利用脂肪來消耗能量 (註4)。

英國科學家 Mansell 等人在 1990 年發表的研究中，針對 11 位長達 48 小時禁食的健康成人，觀察血液中荷爾蒙的變化。研究發現禁食期間的腎上腺素會上升，腎上腺素會讓體內產熱作用上升，增加自身的熱量消耗，以維持體溫及維持器官運作，同時也促進脂肪的分解 (註5)。

以上兩種情形都是在「長期飢餓」的情況下才容易發生。不過我仍認為，「間歇性斷食法」因為是採取「規律性」的短暫禁食，一般來說，禁食時間為 12~24 小時，「禁食」與「進

食」兩者交替。「禁食」結束後，一旦恢復進食，即所謂的正常吃，這時身體又會恢復正常的代謝平衡，胰島素也會開始分泌，一旦胰島素分泌，身體自然就會停止分解體內「脂肪」與「肌肉蛋白質」。換句話說，除非是「長時間飢餓」（每次禁食超過 48 小時），才可能促使體內的代謝有所改變。不然，以人體奧妙的生理機制來說，短期禁食（12~24 小時內），其實並不容易改變身體的代謝平衡。

關鍵概念釐清　01

「間歇性斷食法」無須控制熱量，有說法是可以改變體內的代謝平衡，達到減重目的。以營養學角度來看，「間歇性斷食法」是短期的禁食（12~24 小時），與長期禁食（超過 48 小時）有所不同。重要荷爾蒙「胰島素」是能量分解與合成的關鍵所在，「短期禁食」之後，一旦恢復進食，正常情況下，體內的「胰島素」會再度分泌，使身體恢復正常的代謝平衡。

　　因此透過間歇性斷食，要改變身體的代謝平衡，其實並不容易。正確來說，「間歇性斷食法」之所以可以達到減重，關鍵在於「整體總熱量的減少」。

　　「間歇性斷食法」和一般傳統的「限制熱量飲食」並沒有什麼不同，兩者相同點都是在總熱量上進行控管。如前面已回

顧的研究，美國科學家 Trepanowski 等人在 2017 年（註3）發表的研究結果指出，隔日交替的「低熱量斷食法」與「控制熱量飲食」相比之下，兩者減重的效果是差不多的，因此，「間歇性斷食法」並沒有所謂的神奇之處。

再補充一點，成功的減重是在於減少體內的脂肪組織，控制飲食固然有幫助，但熱量消耗更是重要。若短期內體重大幅地下降，但實際上並沒有增加身體的活動量，於是減去的體重大多是「水分」及「肌肉蛋白質」，很快的體重「復重」就會再回到原點，這也是減重時最常見的「溜溜球效應」。

不論「間歇性斷食法」或「限制熱量飲食」，因「禁食期間」會消耗肝醣及部分的肌肉蛋白質，身體的瘦體組織減少，造成「基礎代謝率」下降，即使熱量攝取再低，但體內的熱量消耗有限，這時體重要再下降，就會逐步進入緩慢的「停滯期」。簡言之，如果只降低熱量，不增加活動量，想要讓身體處在飢餓狀態，企圖改變代謝平衡（使「胰島素」下降，「升糖素」、「腎上腺素」等傾向能量分解的荷爾蒙上升），並以「氧化脂肪」為目的（即俗稱「燃燒脂肪」）來達到減重的話，這樣的方式不但減不了脂肪，還會因為肌肉蛋白質與水分的流失，造成只是假象的短期減重幅度。

肌肉的蛋白質是決定身體「瘦體組織」（Lean Body Mass, LBM）的關鍵，奧妙的人體有保護機制，身體的「瘦體組織」一旦降低，會連帶使身體的「基礎代謝率」下降，以減少身體的能量需求。「基礎代謝率」下降就會減緩了「熱量消耗」的節奏。其實，要達到最理想化的「脂肪燃燒」，真的別無他法，

除了控制飲食總熱量，再來就是透過「增加運動、活動量」，才能真正消耗脂肪。

關鍵概念釐清　02

儘管「間歇性斷食法」的研究結果顯示有助於減重，推測原因，是整體「總熱量」的減少，而非代謝平衡的改變。此情況下，若不增加「體能活動」，就可能讓體重很快地回升。此外，美國一項長期的大型研究顯示（註3），「間歇性斷食法」與「減少每日總熱量之 25%」的限制熱量飲食，實驗進行一年後，兩者的減重的成效是差不多的，因此，「間歇性斷食法」並沒有特別神奇之處。

荷蘭科學家 van Loon 等人在 2001 年發表的研究中，針對 8 名自行車選手進行不同運動強度的測驗，結果指出，「中等強度運動」（55% W max）對於氧化脂肪的效能是最好的。換句話說，進行「中等強度運動」時，身體主要消耗的能量來源是脂肪，即可達到所謂的「燃燒脂肪」（註6）。

依 WHO 世界衛生組織定義，「中等強度運動」是指只要有明顯加快心跳的程度，但不會引起明顯的呼吸急促及心跳過快的活動。例如：快走、一般的園藝活動、家務事、傳統打掃、

慢節奏跳舞、與小朋友一起運動散步，或與寵物一起散步等均屬之。以上的範例都是你我日常生活中可以輕易完成的活動，所以，別再覺得「增加活動量」是一件吃不消的事了。「限制熱量的均衡飲食」及「培養規律的身體活動量」，才是安全健康的減重之道。

營養師小結論

　　「間歇性斷食法」沒有神奇之處，和一般傳統的「限制熱量飲食」相比，減重成效是差不多的。實施「間歇性斷食法」的期間，要能忍受短暫的飢餓，並注意禁食期間可能的不適症狀，因此該飲食方法並非所有人都合適，一般來說，老年人、哺乳孕婦、糖尿病人都不建議使用。

　　儘管國外研究證明，「間歇性斷食法」確實有減重成效，但因禁食時間短（12~24 小時），之後便恢復進食，「禁食」與「進食」兩者規律交替進行，推測原因，主要是整體總熱量的減少，並非改變身體的代謝平衡。

　　不論哪一種減重方法，首要就是能量的平衡與管理。這裡的能量，不單是指吃進去的熱量，並包括儲存在身體的熱量（也就是脂肪組織）。首先，讓我們把熱量以大家所熟知的儲蓄觀念開源節流來比喻。不過，因為要減重，所以「開源節流」

的觀念要重新定義。

　　開源：增加體能活動量，以消耗體內儲存在脂肪組織的
　　　　　熱量。

　　節流：避免過多熱量的攝入。

　　即使實施「間歇性斷食法」，但如果欠缺足夠的體能活
動，減重的效果還是會打折扣的。禁食期間短暫，之後又恢復
進食，兩者交替進行。對體內脂肪的氧化，即所謂「燃脂」效
果微乎其微。唯有透過增加體能活動，如有氧運動，才能真正
消耗體內脂肪。

研究指出，「間歇性斷食法」與「限制熱量25%飲食」的減重成效是差不多的（註3），每一種減重方式都有優、缺點，請依照個人情況調整。不論哪一種，前提是最好要「增加身體活動量」，擬定屬於自己的運動計畫。我個人不反對「間歇性斷食法」，只是在執行過程中，要注意一些飲食原則，避免因為「禁食」而可能造成不必要的傷害，五個應注意飲食原則如下：

1. 以「低熱量斷食法」取代「全日禁食」是比較緩和的方式。每週可規劃五天的三餐是正常吃，這裡的正常吃，通常不會嚴格要求熱量限制，以三餐定時定量的均衡飲食，避免大餐、暴飲暴食為原則。

2. 每週規劃兩天採取「低熱量禁食法」，重點在這兩天要各自排開，不要連續排在一起。低熱量以控制在總熱量25%以下為原則（例如：以每日總熱量需求為2000大卡之成人來說，低熱量約為500大卡），可以少量多餐的方式進行，避免集中在一餐，以減少一整天的飢餓感。

3. 食材部分，多以富含膳食纖維的蔬菜水果及全穀類為其來源，如熱量極低，纖維值卻高的藻類、菇類，以增加飽足感。若比較無法忍受飢餓感的朋友，可適度提高飲食中油脂含量，如富含多元不飽和脂肪酸的芝麻粉或堅

果，或者適當增加橄欖油調味。適度增加飲食的油脂可幫助延緩胃排空，讓食物在胃部有較長的消化時間，以延緩飢餓感。

4. 一般來說，禁食期間因沒有熱量來源，若時間長達 12 小時以上，身體代謝會有些微的變化，伴隨體內肝醣、肌肉蛋白質及部分脂肪的分解，以提供自身能量。因此，對於有高三酸甘油酯、第一型及第二型糖尿病（或血糖異常）、痛風、高尿酸者、消化性潰瘍者，都並不建議使用「間歇性斷食法」。

5. 在禁食期間，若出現消化道（如腸胃不適）或四肢無力（每人的個體狀態不同，易敏感族群可能有反應性低血糖情況），請立即停止禁食，必要時尋求醫療人員協助。

參考文獻（註）：

1. Heilbronn, L.K., Smith, S.R., Martin, C.K., Anton, S.D., Ravussin, E. (2005). Alternate-day fasting in nonobese subjects: effects on body weight, body composition, and energy metabolism. American Journal of Clinical Nutrition, 81:69-73.

2. Varady, K.A., Bhutani, S., Klempel, M.C., Kroeger, C.M., Trepanowski, J.F., Haus, J.M., Hoddy, K.K., Calvo, Y. (2013). Alternate day fasting for weight loss in normal weight and overweight subjects: a randomized controlled trial. Nutrition Journal, 12:146.

3. Trepanowski, J.F., Kroeger, C.M., Barnosky, A., Klempel, M.C., Bhutani, S., Hoddy, K.K., Gabel, K., Freels, S., Rigdon, J., Rood, J., Ravussin, E., Varady, K.A. (2017). Effect of alternate-day fasting on weight loss, weight maintenance, and cardioprotection among ,etabolically healthy obese adults: a randomized clinical trial. Journal of the American Medical Association Internal Medicine, 177:930-938.

4. Ho, K.Y., Veldhuis, J.D., Johnson, M.L., Furlanetto, R., Evans, W.S., Alberti, K.G., Thorner, M.O. (1988). Fasting enhances growth hormone secretion and amplifies the complex rhythms of growth hormone secretion in man. Journal of Clinical Investigation, 81:968-975.

5. Mansell, P.I., Fellows, I.W., Macdonald, I.A. (1990). Enhanced thermogenic response to epinephrine after 48-h starvation in humans. American Journal of Physiology, 258:R87-93.

6. Van Loon, L.J., Greenhaff, P.L., Constantin-Teodosiu, D., Saris, W.H., Wagenmakers, A.J. (2001). The effects of increasing exercise intensity on muscle fuel utilisation in humans. Journal of Physiology, 536:295-304.

迷　思

11

減重的人經常被要求「少量多
餐」，這樣對體重控制真的能
產生實質幫助？

Q　科學觀點

理解「少量多餐」背後的生化代謝影響與熱量消耗之間
的關係後，如此實行對減重的確有效，但重點還是在每
天總熱量的攝取和消耗。

也許你會聽說

身邊是否有朋友正餐分量都吃得少,但下午固定吃一份點心,晚餐後可能也有點心。當對方說他正在進行減重飲食時,你不禁詫異:「減重還吃這麼多餐?」他或許會解釋,因為每天平均分配熱量計算到每一餐,所以分量都不多,即使吃 5~6 餐也不會過量。這也是「少量多餐」的特色,餐次增加,熱量不變。但在每日總熱量不變的情況下,「少量多餐」對體重控制真的有實質上的幫助嗎?

事實的真相是

過去總認為,減重飲食的原則除了限制熱量外,另一原則就是「少量多餐」。事實上,臨床營養上使用「少量多餐」是普遍的,特別是與消化道相關的疾病,如「消化性潰瘍」或「慢性腸胃炎」等,主要的原因是避免短時間內過量、過大體積的食物進入腸胃道,減少刺激較多消化酵素的分泌,以避免身體不適。

傳統上,「少量多餐」運用在減重上,主要是減緩「飢餓感」,縮短每餐之間的空腹期。另外,最被常提起的就是「食物的產熱效應」。在固定的熱量條件下,將熱量平均分配在 5~6 餐,被認為可以增加食物的「產熱效應」(Diet Induced Thermogenesis, DIT 或 Thermic Effect of Food, TEF)。每一次

進食，食物在人體內消化及代謝，在這過程中會形成一種熱量的損耗，這就是「產熱效應」的概念。

通常，蛋白質的產熱效應最高，約在 20~30%，其次為碳水化合物約 5~10%，脂肪最低約 0~5%，而在一般混合類型的日常飲食裡，產熱效應約在 5~15%（註1）。不過，實際上我們以數學簡單推算，少量多餐（以一天 6 餐為計）與一般每日固定 3 餐相比，其實熱量是一樣的。如每日總熱量固定為 1800 大卡，每天 3 餐，每餐分配 600 大卡，扣除三大營養素混合的日常飲食，產熱效應以 10% 為計，因此，每餐真正攝取的熱量約 540 大卡，一天就等於 1620 大卡。接著，再以每天 6 餐計算，依上述條件進行，每餐真正攝取的熱量約 270 大卡，一天 6 餐，所以也是 1620 大卡。

由此可見，藉由少量多餐的方式，來增加食物產熱效應的做法效果不彰，除非「蛋白質」的比例提高（約占每日總熱量之 25% 以上），但高蛋白質飲食並非均衡飲食的原則，一般蛋白質建議不超過每日總熱量之 16%，過多的蛋白質對人體形成代謝上的負擔，也帶來不必要的作用。一般來講，少量多餐的方式對減少熱量攝取這件事來說，效果有限。

關鍵概念釐清 01

過去認為,「少量多餐」可以幫助減重,可能利用增加食物的「產熱效應」,而減少熱量攝取。除非特別提高蛋白質的比例,如大於總熱量之 25%,不然一般混合性的飲食,產熱效應通常在 10%,與「正常每日 3 餐」相比較,兩者並無特別不同。

　　另外也有說法認為,少量多餐可以減緩食慾。事實上,「減緩」或「促進」食慾這兩者說法都有。當每一餐進食時,食物所含的碳水化合物會刺激胰島素分泌,美國科學家 Woods 等人在 2006 年的綜合性論文報告指出,「空腹期間,胰島素幾乎不存在。當進食後,胰島素隨之上升,在飢餓訊息的傳遞上,胰島素被認為可以負回饋抑制中樞神經的食慾(Appetite)(註2)」,被認為可以減少攝食行為。

　　相較於「一天吃 3 餐」,「一天吃 6 餐」的人,胰島素被刺激分泌的次數及分泌量就相對較高。少量多餐使胰島素分泌增加,而減緩食慾(註2)。但是,「控制食慾」是胰島素的生理功能,在生化代謝上,胰島素反而是促進蛋白質、脂肪合成,並促進脂肪細胞儲存脂肪,這樣反而是不利減重的。因此,少量多餐是否能幫助減重,至今仍存有爭議。

　　近一、二十年來,逐漸有較多的人體研究揭開這個飲食迷思。美國科學家 Leidy 等人在 2011 年發表的研究中,為了想要知道在熱量不變的情況下,「提高蛋白質比例」或者「少量

多餐」，究竟哪一個方式可以有效控制食慾。作者針對 27 位過重及肥胖的男性成人進行了實驗。簡單來説，實驗的參加者各自接受了相同熱量，但一組是「一日 3 餐」，另一組是「一日 6 餐」，兩者分別進行不同餐次頻率的飲食。此外，相同的參加者也另外接受「不同的蛋白質比例」（分別占總熱量的「14%」及「25%」的飲食）。實驗結果顯示，提高飲食中的蛋白質，可以減緩參加者的飢餓感，且產生明顯的飽足感；反而增加餐次（一日 6 餐），對飢餓感沒有減緩效果，也無法獲得飽足感（註3）。

　　另外一篇研究的目的，是探討少量多餐的飲食型態，對於體脂肪組成是否有所影響。2013 年美國科學家 Ohkawara 等人發表的研究中，針對 15 名體型正常的成人，以「隨機交叉試驗」（the randomized crossover study）進行分組。在相同的熱量下，所有參加者各自接受「一日 3 餐」及「一日 6 餐」的飲食型態，同時評估 24 小時的脂肪氧化程度與呼吸商值（Respiratory Quotient，簡稱 RQ，臨床上 RQ 值若下降，表示體內主要消耗脂肪作為能量來源）。

　　實驗結果顯示，不論是「一日 3 餐」或「一日 6 餐」，所有參加者體內的「脂肪氧化程度」沒有差異，「RQ 值」也無差異，這表示少量多餐對體內脂肪組織的消耗是無影響的。此外，研究學者還觀察到一個缺點，參加者在實驗中雖然接受「一日 6 餐」之飲食，但因為每餐的分量極少，無法獲得飽足感，反而促進參加者想進食的欲望（註4）。

　　以上兩篇實驗告訴我們，少量多餐不論是對體脂肪的消

耗，或者減緩飢餓感來說，幫助的效果都非常有限，甚至是產生反效果。

　　「少量多餐」當初是為了要減緩減重者的飢餓，因此縮短了每餐之間的空腹時間。以「一日 6 餐」來說，每餐間隔約 4 小時，相較於一般「一日 3 餐」，每餐間隔約在 6~7 小時左右。但以生化代謝來看，少量多餐因餐次密集，進食後的消化時間短，基本上，血糖會處於較穩定的恆定值，波動起伏較小，此情況下，就不容易引起體內另一種荷爾蒙「升糖素」（Glucagon）的分泌。「升糖素」是一種促進「能量組織」分解的荷爾蒙，包括：肝醣分解，以提升血糖；脂肪分解，釋放游離脂肪酸，以促進脂肪氧化，產生能量。簡單來說，少量多餐是不利體內走向脂肪分解（Lipolysis）的途徑，也就不容易「燃燒脂肪」了。

關鍵概念釐清 02

　　「少量多餐」的飲食型態，對減緩減重者的「飢餓感」沒有實質幫助，反而還可能造成反效果。另外，以營養代謝角度來看，「少量多餐」較能夠維持血糖的平衡，是因為縮短了每餐之間的消化時間，而每一餐進食之後，胰島素就會上升，相對就會「負回饋抑制」體內走向「能量分解」（Catabolism）的途徑，反而促進脂肪合成。就代謝來看，「少量多餐」並無助於減重。

　　美國科學家 Stote 等人在 2007 年發表的臨床研究就印證以上說法。這篇研究設計與前面兩篇不太一樣，作者探討的不是「少量多餐」，而是「多量少餐」方式。實驗以「隨機交叉試驗」進行分組，在相同熱量下，各自接受「一日 1 餐」與「一日 3 餐」兩種不同餐次的飲食型態，每個實驗組各自進行 8 週。結果顯示，只有接受「一日 1 餐」的參加者，體脂肪有明顯降低，但相對飢餓感是上升的。其實，分析這樣的結果並不意外，表面上看起來，「一日 1 餐」與「一日 3 餐」熱量雖然一樣，但因為每天只吃一餐的關係，當食物消化後就進入空腹期，因此，參加者吃完、消化後，就要忍耐長時間的禁食，直到隔日的下一餐。此情況下，人體為了維持血糖恆定，就會促進體內分泌「升糖素」，而有利於脂肪分解（註 5）。

　　以上，我們回顧的三篇都是「原著性的實驗設計」（the original study）。美國科學家 Schoenfeld 等人在 2015 年發表一項「文獻統整後設分析」（Meta-analysis），針對過去三十年間，篩選出 15 篇「少量多餐」是否可幫助「減重」及改變「身體組成」的相關研究來進行數值分析。事實上，作者所引述的 15 篇研究，僅有 4 篇研究顯示「少量多餐」有助於減重，其餘 11 篇的研究結果指出，在相同熱量下，「少量多餐」（一天 6~9 餐）跟一天 2~3 餐互相比較，兩者對身體組成的改變、體重變化沒有明顯差異（註 6）。

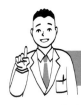

營養師小結論

　　過去大家對減重飲食的印象中，除了強調限制熱量外，還包括少量多餐。理論上，少量多餐可能藉由增加食物的「產熱效應」，或者延緩每餐之間的「飢餓感」，而被認為有助於減重，但結果是因人而異。臨床飲食研究證明，「少量多餐」與「正常每日 3 餐」相較之下，減重的成效是相同的。所以重點還是在每日總熱量的攝取及消耗，而非進餐的頻率。

　　少量多餐並不適合每個人，因每一份的食物量減少，雖然餐次頻率增加，對較無法忍受飢餓的朋友來說，每餐進食時可能更加刺激食慾，造成心理上的負擔。

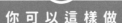

對於想要減重的朋友來說，少量多餐的方式並非一無是處，對於伴隨消化性疾病或者其他疾病，並經醫師、營養師評估，須進行少量多餐者，如神經性暴食症、心臟衰竭者、傾食症候群（如胃切除患者）、慢性阻塞性肺疾病（Chronic Obstructive Pulmonary Disease, COPD）等，少量多餐能減緩進食中，較大分量的食物可能帶來的不適。

當醫護人員建議進行「少量多餐」飲食時，可適當使用飲食技巧以增加飽足感。例如：適當提加蛋白質的比例、增加膳食纖維，或是增加液體攝取量，先以液體食物為優先，將固體食物排在最後的順序，如先喝湯，再吃沙拉或全麥餅乾。

參考文獻（註）：

1. Westerterp, K.R. (2004). Diet induced thermogenesis. Nutrition & Metabolism, 1:5.

2. Woods, S.C., Lutz, T.A., Geary, N., Langhans, W. (2006). Pancreatic signals controlling food intake; insulin, glucagon and amylin. Philosophical transactions of the Royal Society of London. Series B, Biological Sciences, 361:1219-1235.

3. Leidy, H.J., Tang, M., Armstrong, C.L., Martin, C.B., Campbell, W.W. (2011). The effects of consuming frequent, higher protein meals on appetite and satiety during weight loss in overweight/obese men. Obesity, 19:818-824.

4. Ohkawara, K., Cornier. M.A., Kohrt, W.M., Melanson, E.L. (2013). Effects of increased meal frequency on fat oxidation and perceived hunger. Obesity, 21:336-343.

5. Stote, K.S., Baer, D.J., Spears, K., Paul, D.R., Harris, G.K., Rumpler, W.V., Strycula, P., Najjar, S.S., Ferrucci, L., Ingram, D.K., Longo, D.L., Mattson, M.P. (2007). A controlled trial of reduced meal frequency without caloric restriction in healthy, normal-weight, middle-aged adults. American Journal of Clinical Nutrition, 85:981-988.

6. Schoenfeld, B.J., Aragon, A.A., Krieger, J.W. (2015). Effects of meal frequency on weight loss and body composition: a meta-analysis. Nutrition Reviews, 73:69-82.

「低 GI 飲食」除了控制餐後
血糖,也能減重、改善血脂
肪,真有這麼神奇?

🔍 **科學觀點**

認識「低 GI 飲食」及胰島素對營養代謝上的多層影響,
此方法的確能控制血糖,但對於減重或改善血脂肪就是
言過其實了。

也 許 你 會 聽 說

　　某天小李在一家餐館用餐，旁邊坐了一位年約 30 歲的女子，她熟悉地向老闆吩咐了幾句：「麵條改換全麥麵條，分量減半，多加一顆滷蛋及一份青菜，還有麵不要煮太軟爛，煮硬一點最好！」只見老闆回說：「小姐，你現在還在減重呀？」「是呀，我正在吃『低 GI 飲食』，好幾位同事也都在吃呢。」

　　「低 GI 飲食」可以幫助減重，甚至可以改善血脂肪的飲食說法並非空穴來風，許多坊間的減重書籍或者網路流傳的食譜，不約而同宣稱，透過「低 GI 飲食法」（又稱「低胰島素飲食」），不但可以延緩餐後的血糖上升，還可藉由改變身體的營養代謝狀況，幫助減重及改善血脂肪。說到底，這個「低 GI 飲食法」是否真的那麼神奇呢？

事 實 的 真 相 是

　　所謂的「低 GI 飲食」，也有人又稱為「低胰島素飲食」。其實是利用食物所含的碳水化合物，經由消化分解後，食物在消化道內轉換成葡萄糖的過程，也就是餐後的血糖上升。這個現象稱為「升糖指數」（Glycemic Index, GI）。食物的 GI 值越高，代表餐後血糖上升的反應及曲線越快。所以，簡單來說，「低 GI 飲食」也就是強調，多選擇 GI 值較低的食物，一旦當我們吃進去之後，血糖不會立即升高，達到餐後延緩血糖上升為目的。在正常情況下，延緩血糖上升，使我們血液中的葡

萄糖維持在較為恆定、平穩的水平曲線，此時，也就不會過度
刺激胰臟分泌的「胰島素」，因此，「低 GI 飲食」也被稱為「低
胰島素飲食」。以營養學來說，GI 值是一個用標準食物對照
的數學公式來作換算：

$$\frac{\text{攝取某一食物 100 公克（樣品）}}{\text{攝取 100 公克葡萄糖（標準品）}} \times 100\,\%$$

（或者使用消化後血糖上升較快速的白吐司或白麵包）

　　葡萄糖的 GI 指數是 100，是對照的標準品。GI 值會有一
個列表，將所有含「碳水化合物」食物依照低、中、高 GI 值
不同來分級。注重健康的朋友或需要控制血糖的糖尿病病友用
不著苦惱，因為一般的醫療機構都會提供現成版本，而且是已
經做好分析每項食物 GI 值的資料，例如下頁就是一個粗略的
範例，方便初步參考。大家只要依照醫療機構、衛生單位及營
養從事人員提供的現成 GI 值表格資料，在每次進餐時，優先
選擇低 GI 的食物群，就可以輕鬆完成食物的代換。

常見食物的升糖指數（GI）

低 GI（低 於 55 以 下）

全穀雜糧類	燕麥片、全麥麵包
奶類	鮮奶、起司、優格
蔬菜類	高麗菜、青江菜、洋蔥、青椒、竹筍、蘆筍、各種菇類
水果類	檸檬、木瓜、蘋果
豆魚蛋肉類	四季豆、黃豆、鷹嘴豆、魚肉、蝦仁、蛋、雞肉、鴨肉、豬肉、牛肉

中 GI（介 於 56-69 之 間）

全穀雜糧類	糙米飯
水果類	香蕉、鳳梨

高 GI（70 以上）

全穀雜糧類　　白米飯、白吐司、白麵條、烏龍麵、玉米片

單醣類　　　　葡萄糖、砂糖、蔗糖、方糖、蜂蜜、麥芽糖、
　　　　　　　　楓糖

蔬菜類　　　　山藥、玉米

水果類　　　　西瓜、水果罐頭與市售果汁（額外添加糖）

甜食餅乾類　　甜甜圈、洋芋片、蛋糕、鬆餅

註：上表以葡萄糖的 GI 指數 100% 作為基準值對照。作者整理，僅供參考。
詳見各大醫療院所提供的最新資訊。

　　「GI 值」最初的提倡宗旨，是為了幫助糖尿病患者控制
餐後的血糖，用科學方法將含有碳水化合物的食物，依不同的
血糖上升程度來分級，以便充分運用在食物代換上，幫助控制
糖尿病友做好血糖控制。之後在營養學上，更發展出「升糖負
荷指數」（Glycemic Load, GL），這個指數強調「食物分量
的概念」，精準地預測餐後血糖上升的反應。不過，因我們吃

進的食物很少是單一成分，通常是多種成分混合，例如：一塊60 公克帶皮的烤地瓜，就同時含有膳食纖維、蛋白質、脂質及不同澱粉型態的碳水化合物，因此算出地瓜實際所含的碳水化合物（公克）乘上 GI 值，就是「升糖負荷指數」（GL）。

雖然說，「升糖負荷指數」（GL 值）比「升糖指數」（GI 值）更能精確反映出血糖的上升情況，主要是因為「升糖負荷指數」（GL 值）把吃進去的「總碳水化合物」的實際分量也一併算進去。不過，要運用生活上，我們面對餐桌的是一份多樣化食材的餐點，例如一個蛋沙拉全麥三明治或一個排骨便當，是混合眾多食材的一個組合，若要評估該餐的 GL 值，就要逐一分析每一道菜所含的「總碳水化合物」公克數，然後再乘上 GI 值，才能算出 GL 值。

其實，別說一般民眾，即使對營養專業人士來說，這都可能是一件耗時費力的事，GL 值雖然準確，但缺點是對一般民眾在日常生活的運用上比較不便。

簡單來說，「延緩餐後的血糖上升，並減緩胰島素在短時間內的大量分泌」，就是低 GI 飲食的特性。對於糖尿病病友來說，GI 值及 GL 值的運用，對血糖控制是非常有幫助的。

但若嘗試運用「低 GI 飲食」在「體重控制」或者「改善血脂肪」上，是否也同樣有效呢？這個飲食迷思就值得我們來一探究竟了。

關鍵概念釐清 01

> 「低 GI 飲食」是利用科學方法將食物所含的「總碳水化合物」,依據烹調、加工及食物本身的特質(如較熟成的水果,相對糖分含量就會較高,而提高 GI 值)等,來預測血糖上升的指數。對糖尿病病友的餐後血糖控制,GI 值是一個非常實用飲食參考指標。而「延緩餐後的血糖上升,並減緩胰島素在短時間內的大量分泌」就是「低 GI 飲食」的特性。

　　以營養生化的觀點來看,「低 GI 飲食」的影響對「胰島素」與「血糖調節」的影響最為深遠。首先,相較於高 GI 食物,低 GI 食物多半含有粗糙、減少精緻加工的特性,故通常含較高的「膳食纖維」。「膳食纖維」在腸道內吸水後膨脹,可以減緩腸道吸收葡萄糖。因此,「低 GI 食物」可以延緩餐後的血糖上升,減少胰島素分泌量,被認為有利於整體的代謝。其影響的營養代謝大致可分為以下兩點說明:

1. 降低體脂肪的合成效率(Lipogenesis reduced);
2. 飲食中若攝取較多醣類,容易使肝臟製造較多的內生性「三酸甘油酯」(Endogenous Triglyceride),但是在胰島素的分泌量減少下,這個過程就可如同煞車作用,被認為可以減緩「三酸甘油酯」的合成速率。

　　胰島素也是人體調控食慾的荷爾蒙之一，胰島素會刺激人體的中樞神經產生飽食訊號。所以，如果一餐吃進過多的高 GI 值食物，就容易引發血糖的快速上升，相對胰島素分泌量就會增加，促使肌肉、脂肪細胞利用血糖作為能量來源。這時血糖就會降得很快，使血糖曲線呈現較大幅度的波動。過了一段消化時間後，當血糖降低至水平以下時，很快的，又會很快引起飢餓感，此時又會增加進食的欲望，反而讓下一餐吃得更多，進食的頻率會變得密集，更不利體重的控制了。

　　論及「低 GI 飲食」的營養價值，因食物特質多包含粗糙、未加工的五穀穀類、蔬菜及豆類，可提供較高的膳食纖維及各種維他命、礦物質，平均而言，其營養素密度優於高 GI 值食物，這也被認為是改善血脂肪及幫助減重的可能原因。

　　看到這邊，大家是否覺得「低 GI 飲食」聽起來真是神奇，原來有這麼多的優點，但以上僅止於理論，我們必須知道，人類的飲食行為與食物成分極其複雜及多元，若只選擇低 GI 食物，可不是只有簡單的血糖上升及下降這麼單純。

　　因為食物的加工條件，例如烹煮時間或者澱粉糊化的程度，乃至於其他營養素的存在，如蛋白質或脂肪，也都會影響血糖的上升。同時，肥胖與血脂肪異常牽涉很多風險因素，「低 GI 飲食」能發揮多大的作用仍須要嚴謹評估。

　　接著，我們就回顧幾項人體研究，來逐一解開這層迷思。

關鍵概念釐清 02

「低 GI 飲食」雖然可以有效地控制餐後血糖，但對體重控制及改善血脂肪而言，研究顯示，成效都不如預期。其可能原因是，「低 GI 飲食」僅著重含碳水化合物之食物群，容易忽略營養價值。而相對含高飽和脂肪、高動物性蛋白質的食物，可能對心血管健康不利，卻沒有被排除在「低 GI 飲食」之外。部分含有豐富維他命、礦物質及植化素等對健康有益的水果或果汁，可能因 GI 值較高，也會被排除在外。

在「體重控制」部分，西班牙科學家 Juanola-Falgarona 等人在 2014 年發表一項研究，作者針對 122 位體型過重及肥胖成人，進行一項為期 6 個月的「隨機對照試驗」（Randomized Controlled Trials, RCTs）。簡單來說，這個研究讓所有參加者吃同熱量、同碳水化合物量，但 GI 值低、高各異的飲食。實驗至第 16、20 週進行體型評估、血液分析。

實驗結束後，結果顯示，「低 GI 飲食組」的身體質量指數（BMI 值）明顯降低，數值平均降低為 1。在胰島素功能方面，透過評估 HOMA-IR 數值（是利用空腹下的胰島素濃度與空腹血糖值帶入公式計算求出，臨床上經常用來評估胰島素抗性的指標），得出「低 GI 飲食組」的胰島素抗性較低，表示胰島素的敏感度有所改善。血脂部分，如「高密度脂蛋白膽固

醇」（HDL-C）、「低密度脂蛋白膽固醇」（LDL-C）、「血中總膽固醇」（T-CHL），以及「三酸甘油酯」（TG）這四個指標項目，兩組是差不多的，也就是說「低 GI 飲食」對整體的血脂肪沒有改善。另外，有關心血管疾病相關的發炎指標，如「C- 反應蛋白」（CRP）或「細胞激素」（IL-6）也未有任何明顯的改善（註1）。

　　另外一篇研究，則是看成功減重後，體重回升的影響。丹麥科學家 Larsen 等人在 2010 年發表的研究中，針對歐洲 8 個國家共 548 名體型過重的成人進行實驗。實驗期間為半年，所有參加者給予限制熱量飲食（依每人情況，每日減少 800 大卡熱量），然後隨機分組為「低 GI 飲食組」及「高 GI 飲食組」，並搭配不同高低比例的蛋白質進行實驗。參加者都吃限制熱量的飲食（每日減少 800 卡），因此實驗結束後的結果顯示，所有人體重都明顯降低。但是，在經歷半年的實驗後，相較「高 GI 飲食組」，「低 GI 飲食組」反而能繼續維持體重控制，沒有復胖，且比原先參加實驗前還少 1 公斤。簡單來說，本篇研究證明，同樣低熱量飲食，「低 GI 飲食」可以維持較長久的體重控制（註2）。

　　另一篇比較小規模的研究，參加者只有 38 位體重過重成人，在體重控制及血脂肪的影響都呈現小幅度的改善。法國科學家 de Rougemont 等人在 2007 年發表的研究中，針對 38 位體型過重成人，分別給予為期 5 週的「低 GI 飲食」及「高 GI 飲食」的飲食營養諮詢，透過飲食教育方式，由參加者自行選擇不同 GI 飲食。實驗結束後，結果顯示，「低 GI 飲食組」

的平均體重顯著降低 1.1 公斤，「高 GI 飲食組」的體重則沒有改變 (註3)。

　　前三篇研究一致顯示「低 GI 飲食」對「體重控制」呈現小幅度的改善，然而，巴西科學家 Sichieri R 等人在 2007 年研究中，卻是呈現相反的結果。該研究針對 203 位巴西女性成人（BMI 在 23~30 之間），隨機分為「低 GI 飲食」組及「高 GI 飲食」組，時間則長達一年半，最後只有 124 位完成實驗。實驗結果顯示，「低 GI 飲食組」在第二個月時，相較於「高 GI 飲食組」，體重雖有小幅度的明顯降低，（降低約 0.72 公斤）。但是在長達一年半的追蹤期後，兩組體重變化都是差不多的，且都有體重回升的現象 (註4)。

　　從以上四篇減重的研究來看，「低 GI 飲食」對於體重控制的幫助有限，僅有小幅度的改善。大體而言，實施 1 個月的「低 GI 飲食法」，平均體重降低 1 公斤。但我個人認為，「低 GI 飲食法」並沒有運用到整體均衡飲食的概念，在食物的選擇上，大多只侷限在「碳水化合物」的食物群裡，雖然「低 GI 飲食」富含膳食纖維、減少精緻加工食物，但相對其他同樣也是低 GI 食物（因含極低碳水化合物），但卻可能是「高蛋白質」、「高飽和脂肪」的高熱量食物，如奶油、人工酥油、油炸類肉品等，甚至是果糖（雖然是低 GI，但因特殊的代謝作用，反而導致肝臟增加三酸甘油酯的合成）。事實上，以上食物都被沒有被嚴格排除在「低 GI 飲食」之外。另外，某些水果的 GI 值雖高（如西瓜、柑橘或多數的果汁等），但含有豐富的「礦物質」、「維他命」及「植化素」，對健康有益，

也可能因 GI 值較高被排除在飲食計畫之外。所以，若只單以「GI 值」作為選擇食物的依據，反而會忽略營養價值，造成一般人對均衡飲食的誤解。

那「低 GI 飲食」對改善血脂肪是否有所幫助呢？美國科學家 Sacks 等人在 2014 年發表的研究中，針對 163 位體型過重且血壓偏高成人，給予 5 週不同比例的總碳水化合物，並各自搭配高、低的 GI 飲食。這篇研究的目的，是評估低 GI 值飲食的介入，對心血管疾病的風險因子與胰島素的敏感能力是否有所影響。結果顯示，在同熱量、同碳水化合物的總量下，不論是「高 GI 飲食組」或「低 GI 飲食組」，血膽固醇（LDL 及 HDL）、胰島素敏感度、血壓（收縮壓）都沒有明顯變化（註5）。

整體來説，究竟「低 GI 飲食」是否能改善血脂肪？理論上，雖然可以減緩餐後胰島素的分泌量，而影響營養素的代謝，但經由人體研究證明，如以上回顧的兩篇大型隨機對照試驗（註1及註5），實驗時間分別為短期（5 週）及長期（6 個月），結果一致顯示，給予「低 GI 飲食」後，對血脂肪的相關指標沒有明顯的改善。

營養師小結論

　　「低 GI 飲食」是為了幫助糖尿病人控制餐後血糖，用科學方法將含有碳水化合物的食物，依血糖上升的速度來分級，以便充分運用在食物代換上。以血糖控制的單方面來說，低 GI 飲食確實有其優點之處。

　　實際上，人類的飲食行為與食物成分極其複雜及多元，再者，肥胖及血脂肪異常牽涉的風險因子極多，如心理因素、基因體質、生活環境等。研究指出：「低 GI 飲食」對減重成效幫助有限。「低 GI 飲食」容易忽略均衡飲食及營養價值的重要性，研究也並不支持能改善血脂肪的論點。因此，有關「低 GI 飲食」可以改善減重及血脂肪，是言過其實的說法。

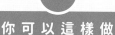

　　「肥胖」及「血脂肪異常」與先天因素（遺傳體質）與後天（生活習慣）有關，需要全面調整生活形態，而非仰賴單一且缺乏均衡飲食型態的「特殊飲食法」。有關「體重控制」的建議方式，請參考前述迷思 9、10 及 11。有關「血脂肪異常」之改善飲食，請參考「Chapter 3 慢性疾病患者好擔心」迷思 14 中，美國心臟協會（AHA）與美國心臟病協會（ACC）於 2013 年所提出的「改善高膽固醇之飲食原則」（第 176 頁）。

參考文獻（註）：

1. Juanola-Falgarona, M., Salas-Salvadó, J., Ibarrola-Jurado, N., Rabassa-Soler, A., Díaz-López, A., Guasch-Ferré, M., Hernández-Alonso, P., Balanza, R., Bulló, M. (2014). Effect of the glycemic index of the diet on weight loss, modulation of satiety, inflammation, and other metabolic risk factors: a randomized controlled trial. American Journal of Clinical Nutrition, 100:27-35.

2. Larsen, T.M., Dalskov, S.M., van Baak, M., Jebb, S.A., Papadaki, A., Pfeiffer, A.F., Martinez, J.A., Handjieva-Darlenska, T., Kunešová, M., Pihlsgård, M., Stender, S., Holst, C., Saris, W.H., Astrup, A. Diet, Obesity, and Genes (Diogenes) Project. (2010). New England Journal of Medicine, 363:2102-2113.

3. de Rougemont, A., Normand, S., Nazare, J.A., Skilton, M.R., Sothier, M., Vinoy, S., Laville, M. (2007). Beneficial effects of a 5-week low-glycaemic index regimen on weight control and cardiovascular risk factors in overweight non-diabetic subjects. British Journal of Nutrition, 98:1288-1298.

4. Sichieri, R., Moura, A.S., Genelhu, V., Hu, F., Willett, W.C. (2007). An 18-mo randomized trial of a low-glycemic-index diet and weight change in Brazilian women. American Journal of Clinical Nutrition, 86:707-713.

5. Sacks, F.M., Carey, V.J., Anderson, C.A., Miller, ER. 3rd., Copeland, T., Charleston, J., Harshfield, B.J., Laranjo, N., McCarron, P., Swain, J., White, K., Yee, K., Appel, L.J.(2014). Effects of high vs low glycemic index of dietary carbohydrate on cardiovascular disease risk factors and insulin sensitivity: the OmniCarb randomized clinical trial. Journal of the American Medical Association, 312:2531-2541.

Chapter 3

慢性疾病患者
好擔心

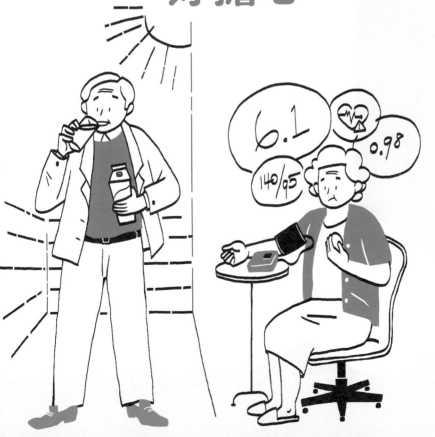

迷 思
13

天天一顆蛋，膽固醇跟著來？
擔心膽固醇過高，蛋最好少吃
為妙？

① 科學觀點

從飲食膽固醇攝取與心血管疾病的關係中，可得知對健
康成人而言，不用特別限制每日蛋類攝取量。

也 許 你 會 聽 說

　　「早餐一份蛋餅、中餐一盤蝦仁蛋炒飯、下午點心一個蛋塔、晚餐吃拉麵配一顆溏心蛋。」這是外食族小陳其中一天的飲食記錄。計算下來，他這一天最少吃了 4 顆蛋。朋友告訴他，「蛋有豐富的膽固醇，一旦吃過量，就會讓體內膽固醇增加，威脅心血管的健康」，並勸他快 40 歲了，要懂得保養、注意「膽固醇」。此外，小陳上次的健康檢查報告，總膽固醇值為 210毫克，高於正常值的上限 200 毫克。雖然不是「高膽固醇血症」（>240 毫克），但也已達警戒邊緣。究竟，小陳要不要開始限制「蛋」類的攝取，以避免血中膽固醇的失控呢？

事 實 的 真 相 是

　　這樣的飲食迷思相信大家都耳熟能詳，甚至有年紀稍長的朋友為了控制膽固醇，刻意避免吃蛋並且維持了非常長的一段時間。然而，在一般人的日常飲食中，我們可以發現「蛋」無所不在，早餐吃慣了「燒餅夾蛋」或「饅頭夾蛋」，不加蛋就覺得少一味；大家愛吃的「洋蔥炒蛋」、「番茄炒蛋」等，也是常見的家常料理，連國民小吃蚵仔煎、炒飯類也都會放一顆蛋。日式或西式料理更不用說，蛋包飯、歐姆煎蛋或煎蛋漢堡等不勝枚舉。「蛋」在現代人的飲食中扮演重要的角色，普及化程度超乎想像，其原因不外乎是它的營養價值、視覺上的美

觀，以及賦予口感的美味貢獻。

　　一般來說，一顆中型蛋（約 46 公克），約含有 200~250 毫克不等的膽固醇，主要存在蛋黃，蛋白則不含膽固醇。相較其他食物（如一般的瘦肉、海鮮類、乳製品相比），蛋黃的膽固醇含量明顯高出許多，而動物內臟也含有高量膽固醇，如大腸、豬肝、雞心等。過去二、三十年以來，飲食與營養專家們總會提醒社會大眾，「蛋的攝取，最好一天不要超過一顆，每週不宜超過 5~7 顆」。限制蛋的攝取，也曾經被認為是保護心血管的基礎原則，美國心臟協會（AHA）在 2006 年發表「預防心血管疾病之飲食指南」建議，「一般社會大眾，每日膽固醇的攝取應在 300 毫克以下（註1）」。

　　但就算我們每天只吃一顆蛋，外加其它的動物性食品（如內臟類、一般肥瘦肉類、海鮮類、乳製品等），仍會發現，每天膽固醇的攝取，很容易就超過 300 毫克。因為光一顆蛋黃就占了 200~250 毫克不等的膽固醇。而對於高外食比例的現代人來說，市面上有太多動物性食品的供應，因此，若真要嚴格限制「每日膽固醇在 300 毫克以下」，坦白說，這真不是一件容易的事。

關鍵概念釐清 01

膽固醇主要來自動物性食品，不是只有「蛋」而已。所有的動物內臟和蛋黃是高膽固醇的來源，而一般家畜禽之肉類（肥、瘦肉）、海鮮類、乳製品也都含有不同程度的膽固醇。另外，經常被忽略的「隱性膽固醇」，來源是西點蛋糕餅乾及中式糕餅。因其在製作過程中，會加入大量的蛋黃，所以食用前仔細觀看食品的「成分標示」，注意是否添加「蛋」，就成了一件重要的事。

「過多的蛋攝取」等於「增加血液中的膽固醇值」嗎？是否意味著「多吃蛋就會增加心血管疾病的風險」呢？關於這點飲食迷思，在國內外都是存在許久的爭議，對於一般社會大眾，我們有沒有「必要」限制蛋的攝取，以避免膽固醇攝取過量，好維護心血管健康？

先前，幾項流行病學調查和文獻回顧指出，「飲食中蛋的攝取與心血管疾病的患病風險是沒有關係的」。包括美國的科學家 McNamara 等人在 2000 年發表的綜合性「回顧文獻」（literature review）指出，「從食物中額外多攝取 100 毫克的膽固醇，對血中總膽固醇並無太大的影響，程度僅有增加 2.2 毫克 / 每 100 毫升的總膽固醇。同時，從飲食中攝取的膽固醇也對『低密度脂蛋白膽固醇』（LDL-C，俗稱壞的膽固醇）及

『高密度脂蛋白膽固醇』（HDL-C，俗稱好的膽固醇）的影響作用也不大（註2）」。

　　美國科學家 Kanter 等人在 2012 年發表的綜合性「回顧文獻」更進一步指出，「以目前蒐集的流行病學調查結果來看，目前尚未發現，飲食中的膽固醇可以直接地反映在血中總膽固醇的含量變化上（註3）」。

　　另外一位美國科學家 Fernandez 在 2006 年發表的綜合性「回顧文獻」指出，「蛋是具有營養價值的食物，包括能提供類胡蘿蔔素，如葉黃素及玉米黃素，對於視力的健康維持有正面幫助」。作者進一步指出，「蛋的攝取量對血中總膽固醇的增加幅度有限，因此對一般大眾來說，沒有必要限制蛋的攝取（註4）」。

　　中國科學家 Ying Rong 等人，在 2013 年發表一項「文獻統整後設分析」（Meta-analysis），作者納入 17 篇「人體試驗及流行病學」的調查結果，結論是，「目前未發現蛋的攝取量（以每天吃一顆蛋為計）與心血管疾病的發病率有統計上的相關性（註5）」。彙整以上科學性的綜合研究，這些評析多以流行病學的飲食調查為依據，因此，我們得到一致性的結論：

1. 蛋的攝取量對血中膽固醇的含量變化，事實上影響的作用非常微弱（註2~4）。

2. 蛋的攝取量與心血管疾病的患病風險，目前未觀察到有統計上的相關性意義存在（註5）。

　　基於多數研究的支持，在「2015~2020 年美國成人飲食指南原則」（2015-2020 Dietary Guideline for Americans），針對

一般健康成人，已不再嚴格限制每日的「膽固醇攝取量」，反而是限制「飽和脂肪酸、反式脂肪酸及額外添加的精緻糖」。

雖然目前沒有科學證據證明「蛋的攝取量」或「飲食的膽固醇攝取量」會直接威脅心血管健康，但是也不能因此對蛋類攝取毫無節制。只有動物性食品才富含膽固醇，特別是畜牧肉類（牛羊豬）及脂肪（奶油、酥油），通常伴隨較高的飽和脂肪酸，而蛋黃本身也有部分的飽和脂肪酸。飽和脂肪酸已被研究證實，是導致「低密度脂蛋白膽固醇」（LDL-C）上升的主要風險因子，因而不利於心血管健康（註6）。

關鍵概念釐清 02

透過多數流行病學的飲食調查一致發現，飲食膽固醇對血中總膽固醇的變化波動影響不大。最新 2015~2020 美國成人飲食指南，也不再限制一般成人的每日膽固醇。然而，對於高風險族群（如第二型糖尿病、有心血管疾病的家族病史，或已達到代謝症候群標準的人），適當限制飲食膽固醇，特別是高膽固醇來源的蛋黃，仍有其保護作用。

對於沒有血脂肪異常的健康成人，其實沒有必要嚴格限制每日蛋的攝取量。但是，對於「心血管疾病」的高危險群，限制飲食的膽固醇，則可能具有保護作用。加拿大科學家 Spence

等人在 2010 年發表的綜合性「回顧文獻」指出，「對某些潛在危險性族群（如第二型糖尿病），高膽固醇攝取（主要來自蛋黃），會增加人體『低密度脂蛋白膽固醇』（LDL-C）被氧化程度的機會，同時，蛋本身也含有比較多的『飽和脂肪酸』，可能提高身體的發炎指數」。因此，對於部分高風險族群（如代謝症候群者、第二型糖尿病、血脂異常者或曾診斷為心血管疾病者），限制蛋類攝取，仍有意義性必要，以每週不超過 5 顆蛋為宜（註7）。

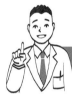

營養師小結論

基於多數流行病學調查與科學性評論的一致性發現，對於無血脂異常的健康成人，現已無必要限制每日蛋的攝取量。

但是對於高危險族群，如已診斷為心血管疾病或曾經有過心絞痛、心肌梗塞的人，以及相關潛在的風險族群，如第二型糖尿病、有心血管疾病的家族病史及代謝症候群者，考量蛋黃仍含有飽和脂肪酸，因此建議依照「美國心臟協會」（AHA）於 2006 年發表的心血管健康飲食指引，「每日膽固醇攝取不超過 300 毫克為原則」。我們必須考量除了蛋之外，日常飲食當中的其他動物性食品（如動物內臟、肥瘦肉類、海鮮類、乳製品等），也都含有低、中量的膽固醇。因此仍建議，針對高風險族群，每週以不超過 5 顆蛋黃為宜。

　　何謂「代謝症候群」（Metabolic Syndrome）？就是常見的「三高」症狀，血壓偏高、血糖偏高及血脂肪偏高。同時，可能有兩個壞特徵：腰圍過粗、高密度脂蛋白膽固醇（好的膽固醇）過低。

　　下表為判定標準，一旦有超過三個以上項目，即是所謂的代謝症候群。代謝症候群若不提早改善，將來惡化發展成高血壓、第二型糖尿病、心血管疾病及中風的風險都會升高。提早發現，及早防範，就可以減緩患病發生率。

代 謝 症 候 群 的 判 定 標 準

血壓偏高	收縮壓（SBP）≧ 130 毫米汞柱（mmHg）或者 舒張壓（DBP）≧ 85 毫米汞柱（mmHg）
血糖偏高	空腹血糖≧ 100 毫克（mg）
血脂偏高	三酸甘油酯≧ 150 毫克（mg）
腰圍過粗	男性：≧ 90 公分（約 35.5 吋） 女性：≧ 80 公分（約 31.5 吋）
高密度脂蛋白 膽固醇（HDL）過低	男性：＜ 40 毫克（mg）/ 每 100 毫升血液（dL） 女性：＜ 50 毫克（mg）/ 每 100 毫升血液（dL）

資料來源：成人（20 歲以上）代謝症候群之判定標準。（2007 臺灣）。衛生福利部國民健康署

代謝症候群的判斷標準主要是針對成人訂定，65 歲以上老年人則可視實際情況，保持彈性的調整空間。

　　有效預防代謝症候群的方法，包括積極透過飲食修正，生活形態調整及增加體能活動量。

　　預防心血管疾病之飲食，應著重在飲食型態的多樣化，而非將重點聚集在「蛋與膽固醇」。如脂肪來源，盡可能降低飽和脂肪酸、反式脂肪酸攝取，適當攝取多元不飽和脂肪酸（特別是 omega 3 的 DHA 及 EPA）；確保維他命與礦物質的攝取足夠（如葉酸、維他命 B6、維他命 B12 及鉀、鈣、鎂的攝取）；減少精緻糖（不超過總熱量 10% 為限）及鹽分攝取（每日鹽分少於 6 公克，或者鈉少於 2400 毫克，相當於 1 茶匙的鹽）；並確保每日攝取足夠的膳食纖維（至少需 25 公克）等。以上均屬於預防心血管疾病的飲食原則。

參考文獻（註）：

1. American Heart Association Nutrition Committee, Lichtenstein, A.H., Appel, L.J., Brands, M., Carnethon, M., Daniels, S., Franch, H.A., Franklin, B., Kris-Etherton, P., Harris, W.S., Howard, B., Karanja, N., Lefevre, M., Rudel, L., Sacks, F., Van Horn, L., Winston, M., Wylie-Rosett, J. (2006). Diet and lifestyle recommendations revision 2006: a scientific statement from the American Heart Association Nutrition Committee. Circulation, 114:82-96.

2. McNamara, D.J. (2000) The impact of egg limitations on coronary heart disease risk: do the numbers add up? Journal of the American College of Nutrition, 19:540S-548S.

3. Kanter, M.M., Kris-Etherton, P.M., Fernandez, M.L., Vickers, K.C., Katz, D.L. (2012). Exploring the factors that affect blood cholesterol and heart disease risk: is dietary cholesterol as bad for you as history leads us to believe? Advances in Nutrition, 3:711-717.

4. Fernandez, M.L. (2006). Dietary cholesterol provided by eggs and plasma lipoproteins in healthy populations. Current Opinion in Clinical Nutrition and Metabolic Care, 9:8-12.

5. Rong, Y., Chen, L., Zhu, T., Song, Y., Yu, M., Shan, Z., Sands, A., Hu, F.B., Liu, L. (2013). Egg consumption and risk of coronary heart disease and stroke: dose-response meta-analysis of prospective cohort studies. British Medical Journal, 346:e8539. 13 Pages.

6. Fernandez, M.L., West, K.L. (2005). Mechanisms by which dietary fatty acids modulate plasma lipids. Journal of Nutrition, 135:2075-2078.

7. Spence, J.D., Jenkins, D.J., Davignon, J. (2010). Dietary cholesterol and egg yolks: not for patients at risk of vascular disease. Canadian Journal of Cardiology, 26:e336-339.

迷 思

14

我平常吃得超級清淡，為何膽固醇還是降不下來？

① 科學觀點

理解內生性與外源性膽固醇的不同意義與飲食對策，透過全面生活型態調整，才能真正控制膽固醇。

？　也 許 你 會 聽 說

　　許多朋友都是等到健檢報告出爐後，才知道原來自己的膽固醇那麼高。現代人普遍「營養過剩」，高膽固醇近來有年輕化的趨勢，不再是中老年人的專利。高膽固醇的朋友，經常被告知要少碰蛋黃、少吃內臟類及紅肉，甚至是海鮮類也要適度忌口。但讓人感到失望的是，明明飲食已經吃得非常清淡，動物性食品也很少吃，但為什麼膽固醇總是居高不下，健檢報告的數字永遠都是紅字呢？

💡　事 實 的 真 相 是

　　打開電視、翻開雜誌，目不暇給的保健食品廣告隨即印入眼簾，許多產品都宣稱可以改善血脂肪、降低膽固醇、遠離心血管疾病。「膽固醇」一詞彷彿洪水猛獸，人人聞之色變。高膽固醇會提高心血管疾病的發生率，這是無庸置疑的事實。根據最新「美國國家膽固醇教育計畫」（National Cholesterol Education Program, NCEP）的「成人治療指引第三版報告」（ATP III）指出，「低密度脂蛋白膽固醇（LDL-C）過高，而高密度脂蛋白膽固醇（HDL-C）過低，未來罹患心血管疾病的風險將大幅增加」。

　　「美國國家膽固醇教育計畫」之 ATP III（成人治療指引方針）於 2001 年發布，以下三項血脂肪的異常是「心血管疾

病」的主要風險因子，特別以「低密度脂蛋白膽固醇（LDL-C）」為第一優先控制的目標。

1. 總膽固醇過高：大於 200 毫克
2. 低密度脂蛋白膽固醇（LDL-C，壞的膽固醇）
   過高：大於 160 毫克
3. 高密度脂蛋白膽固醇（HDL-C，好的膽固醇）
   過低：小於 40 毫克

　　實際上，「膽固醇」在人體的生理功能是非常有貢獻的，並非一無是處，其中有主要四大功能如下：

1. 它是人體「固醇類性荷爾蒙」（Steroid Sexual Hormones）的重要原料，男、女性荷爾蒙的製造及來源可都少不了膽固醇。
2. 它是膽汁（膽酸）構成的主要原料，膽汁的功能主要是協助我們將吃進去的脂肪，進行乳糜化以協助消化，方便胰臟分泌的消化酵素，進入腸道時好分解脂肪。此外，膽汁也可幫忙排除一些代謝廢物，如代謝後的藥物中間產物。
3. 它是人體合成維他命 D 的重要原料，維他命 D 可以幫助人體鈣質的吸收與維持骨骼的健康。
4. 膽固醇是細胞膜上主要成分之一，沒有膽固醇，身體很難維持細胞的健全性與完整性。綜合來看，膽固醇對人體生理功能可說是不可或缺的好幫手。

關鍵概念釐清 01

人體膽固醇來源，有 2/3 來自體內自行製造，僅有 1/3 來自日常飲食。流行病學的調查指出，來自飲食中膽固醇的攝取（如來自蛋黃、動物內臟、海鮮、肉類、乳製品等）對增加血漿膽固醇的含量，其影響並不大。

　　膽固醇的生理功能固然重要，但是血漿內過多的膽固醇反而不利健康。膽固醇來源主要有二，約 1/3 是透過飲食，由人體小腸吸收，接著被送往肝臟代謝，我們稱之為「外生性膽固醇」或「外源性膽固醇」（Exogenous Cholesterol）。膽固醇只存在動物性的食品，以蛋黃、內臟類含量最高，其次是多數的海鮮類、一般肉類（包括肥、瘦肉）和乳製品、起司等。而膽固醇 2/3 的來源，就是身體本身自行製造。是的，你沒有看錯，正常情況下，人體會自行製造膽固醇，我們稱之為「內生性膽固醇」或「內源性膽固醇」（Endogenous Cholesterol）。

　　以一般健康成人來說，每天身體可以自行製造 700~1000 毫克不等的膽固醇（主要合成的器官在肝臟，其次為小腸），可是好端端的，身體為何要自己製造膽固醇呢？如同前面所說，膽固醇對生理功能的貢獻極大，如製造膽汁、製造固醇類的性荷爾蒙，以及合成維他命 D 等（註1），為了要滿足身體的生理需求，所以人體本身就會製造膽固醇。甚至可以說，根本不需要從飲食中攝取膽固醇，人體本身就可以自行製造足夠的

膽固醇了。但問題也就出現在這，「有些人因為遺傳或體質關係，使體內自行製造膽固醇的效率太高，造成失控的結果，超出生理需求太多」。這就是所謂的「內源性膽固醇」，比例上來說，通常占血中總膽固醇量的 2/3 來源，所以，這也是為什麼有些朋友平常飲食很清淡，幾乎不吃動物性食品，甚至連長期的素食者都有可能出現「血膽固醇過高」情況。

　　那麼我們到底該怎麼吃，才能控制體內的膽固醇，不要如此過度製造呢？找出病因是首要步驟。對此，我們要先瞭解「先天性」及「後天性」的差異所在。先天性部分，某一些基因缺陷的遺傳性疾病，如「家族性高膽固醇血症」（Familial Hypercholesterolemia），多半在年輕時就會發現有高膽固醇問題，數值異常高，總膽固醇值甚至出現 300~400 毫克以上，這是罕見的「遺傳性疾病」，需透過專業的醫療診斷，如基因檢測與家族病史才能判斷。飲食只是輔助改善，主要還是透過降血脂的藥物治療。

　　除了先天性之外，後天性就比較複雜了，原因至今仍不明確，但多半與「個人體質」、「肥胖因素」、「遺傳基因」及「飲食型態」等可能都有關係。以上提到的條件，都會影響身體本身製造膽固醇的效率。

　　加拿大科學家 Peter 在 1997 年的研究報告認為，飲食本身許多因素，都可能影響人體製造膽固醇的效率與節奏，包括熱量限制、餐次頻率、飲食脂肪種類等（註5）。膽固醇製造是一個複雜的過程，拜生化醫學發達之賜，在科學家的抽絲剝繭下，發現只要降低一個酵素的活性，就能大幅降低體內膽固醇

的製造，好比擒賊先擒「王」。而這個酵素叫做 HMG-CoA 還原酵素（HMG-CoA Reductase）。

值得一提的是，有一類降低膽固醇的藥物叫史達汀（Statins），而我國健康食品認證的紅麴保健食品中，含有一種指標成分叫 Monacolin K，它們確實做到了針對 HMG-CoA 還原酵素抑制活性，大幅降低了內生性膽固醇的製造。不過，因為二者的作用機制相同，史達汀類的降血脂藥物絕不能和 Monacolin K 重複攝取，以免發生肌肉病變。

一般人都有個刻板印象，害怕健康報告出現紅字，就不吃高膽固醇的食物，因此將紅肉、內臟、蛋黃、海鮮，都列為拒絕往來戶。但事實上，多數研究顯示，「飲食所攝取的膽固醇含量，對血中總膽固醇的增加，影響幅度其實不大 (註2、3、4)。換句話說，即使我們嚴格限制飲食的膽固醇，但對血中總膽固醇的改善仍可能有限」。有研究指出，如果我們把「飲食中的膽固醇攝取」視為一個指標，然後再跟其他生活形態指標相比（如抽煙、肥胖），其他負面飲食因子如攝取較多的紅肉（增加飽和脂肪酸）、攝取較多的精緻單糖等，一起統計分析比較風險性關係，結果顯示，「飲食中的膽固醇攝取」這個指標，對「心血管疾病」的威脅性並不高。這證明了一件事，「如果我們飲食中光只限制膽固醇，而不調整全面生活形態，對改善膽固醇來說，效果有限 (註6)」。

關鍵概念釐清 02

以科學實證的研究基礎而言，透過全面生活形態的調整，包含減重、增加運動量以及調整飲食型態，不論是對「外源性」或「內生性」膽固醇的改善，都是有正面幫助的。但如果我們只把重點集中在「減少飲食攝取的膽固醇」，效果極其有限。

那到底要怎麼吃，才能降低膽固醇呢？事實上，飲食來源眾多，每種飲食的成分與生理、生化之間都存在複雜的交互作用。因此，在科學實證的原則下，我們必須透過充足的科學研究建立理論基礎，再從觀察性實驗、動物實驗、流行病學調查、文獻回顧、文獻整合分析等逐一找出答案。目前，多數營養專家的共識是，要真正降低膽固醇，不能只靠單一的營養素或成分，需運用多種營養素及食物成分，調整整體的飲食型態（Dietary Pattern），才是比較理想、有科學實證支持的基礎。

美國心臟協會（American Heart Association, AHA）與美國心臟病協會（American College of Cardiology, ACC）於 2013 年發表「降低心血管疾病之生活調整指引」(註7)，再次強調「適當減重」、「增加體能活動」及「飲食型態的修正」三大原則，才能真正控制頑強的膽固醇。

降低「低密度脂蛋白膽固醇」（LDL-C，壞的膽固醇）是第一優先目標，對於有心血管疾病的高危險族群來說，理想目標是血液中「低密度脂蛋白膽固醇」（LDL-C）小於 100 毫克

/ 每 100 c.c. (dL)。對於一般健康成人（血糖正常、非代謝症候群者、沒有心血管疾病病史等）而言，理想目標則是小於 160 毫克 / 每 100 c.c. (dL)。

對於過重、肥胖的朋友來說，「適當減重」確實有助於改善血膽固醇。早在 1992 年，美國科學家 Dattilo 及 Kris-Etherton 以「文獻統整後設分析」（Meta-analysis）就證明了這一點。該研究針對 1951~1989 年，蒐集 70 篇有關減重與血脂改變的研究數據，進行統計分析後，結果顯示，每降低 1 公斤體重，「血中總膽固醇」（Total Cholesterol）可預期降低 2 毫克；「低密度脂蛋白膽固醇」（LDL-C）可預期降低 0.7 毫克；「三酸甘油酯」（Triglyceride, TG）則可預期降低 1.3 毫克。這一篇研究成果在 90 年代早期，為體重控制與心血管疾病的風險關係，提供了非常有力的科學實證（註8）。

除此之外，若能配合增加日常生活的體能活動、養成規律運動習慣，降低血中膽固醇的效益更明顯。但或許你會納悶，運動要每週幾次、每次多久、內容為何，才能真正幫助降低膽固醇呢？研究顯示，每週至少 3 次，每次至少 30 分鐘的「中強度有氧運動」就是理想的方式。如慢跑、快走、騎腳踏車、有氧舞蹈、有氧拳擊，一般健身房常見的運動設備，如踏步機、滑輪機等均屬之。

至於要如何評估運動強度？一般會用運動時「每分鐘的最大心跳速率」（Maximal heart rate, HR max）50~80% 表示。依「美國疾病管制署」（CDC）建議（註9），簡單的計算公式是「220-（真實年齡）＝最大心跳速率」。例如一位 40 歲女子

進行有氧運動，教練建議她「最大心跳速率」最好在 70~80%之間。

220-40（該女子的年齡）=180，180 乘上 70~80%，所以當每分鐘心跳速率在 126~144 之間，就是很好的中強度運動。坊間有些簡易式測量工具，可以作為方便評估的參考依據。

美國科學家 Dunn 等人，在 1997 年針對 235 位靜態生活的成人進行為期 6 個月的有氧運動課程，每週 3 次，每次 20~60 分鐘，其「最大心跳速率」為 50~85%。結果顯示，研究結束後，成人「血中總膽固醇膽固醇」平均降低 12 毫克；「低密度脂蛋白膽固醇」（LDL-C）平均降低 8 毫克 (註 10)。

英國科學家 Mann 等人在 2014 年進行一項文獻回顧（literature review），針對 13 篇研究報告中 16~235 位不等的成人，分析了不同強度的有氧及阻力運動對於改善血膽固醇的影響。作者最後結論是，針對血脂異常成人，如高膽固醇血症（大於 240 毫克），建議每週 5 次，每次超過 30 分鐘的中強度有氧運動，其「最大心跳速率」在 70-80% 之間，可預期降低「低密度脂蛋白膽固醇」（LDL-C）約 8 毫克，規律運動預期增加 3 毫克範圍的「高密度脂蛋白膽固醇」（HDL-C），抵銷了 LDL-C 帶來的負面影響 (註 11)。因此，培養規律的運動習慣，特別是中強度的有氧運動，將更能幫助降低血中膽固醇。上述提到的「適當減重」及「規律運動」兩大原則之外，飲食型態也不能忽略。

基於過去廣大科學研究的支持，若要改善「外源性」及「內生性」膽固醇，我們應該著重在「多樣化的飲食型態」。依美

國心臟協會（AHA）與美國心臟病協會（ACC）於 2013 年提出改善高膽固醇之八大飲食原則（註7）：

- 原則 1：飲食確保含有大量豐富的蔬菜、水果。每日蔬菜、水果各 3~4 份，總計至少要有 8~10 份。

- 原則 2：主食類多以未加工、粗糙的全穀類為主（如燕麥片、糙米、全麥製品等），而不是精緻的白米飯或是精緻麵粉製品如白麵包、白吐司等。

- 原則 3：適當攝取低脂的乳製品（牛奶、優格），而不是全脂類。

- 原則 4：①肉類以白肉（瘦肉）為主，如一般的家禽及海鮮貝殼類，而非紅肉（牛、羊、豬）及所有動物的內臟。

  ②每週至少吃 2 次深海魚肉（去皮、去內臟），以確保攝取足量的多元不飽和脂肪酸 DHA 及 EPA。

  ③適當的豆莢類，可以取代白肉。

  ④平日飲食選擇，盡可能減少紅肉及動物內臟，每週攝取次數最好不超過 3 次。

- 原則 5：①只使用植物油烹調、料理。熱帶植物油的棕櫚油、椰子油含較高的飽和脂肪，最好減少使用。

  ②盡可能少食用動物性油脂，特別是如奶油、牛油、豬油、烤酥油，家禽類油脂也盡可能減少。

- 原則 6：①減少氫化或半氫化的植物油產品，以減少攝取反式脂肪酸。

  ②這類食品多出現在烘焙類、餅乾、傳統西點等，民眾要注意成分標示，請盡量不選擇含有氫化或半氫化植物油、蔬菜油的食品。

- 原則 7：適當攝取堅果種子，如核桃、腰果、杏仁、芝麻、亞麻仁籽等，
  每日最好攝取 1 份。
- 原則 8：甜食、精緻糖類點心餅乾要有所節制，每星期最好不超過 3 份。

　　依據以上的飲食原則，落實於日常飲食，我們可以攝取對心血管有利的「正面營養素」如維他命類（維他命 B1、維他命 B6、維他命 C、葉酸、維他命 B12 等）、礦物質類（鈣、鉀、鎂、鋅、銅等）、膳食纖維（包含水溶性及非水溶性）。

　　提醒大家，增加攝取大量膳食纖維，對於改善膽固醇來說特別重要，我們可以適當使用一些飲食技巧，包括以下四點：

1. 每日攝取至少 8~10 份蔬菜水果。
2. 主食類至少 2/3 改吃全穀類雜糧。
3. 每日至少吃 1 份堅果種子。
4. 適當豆莢類食物取代肉類。

　　以上食物來源包括「水溶性纖維」及「非水溶性纖維」，而總膳食纖維量每日建議至少攝取 25 公克。基於大量科學研究證實，膳食纖維改善膽固醇有極大的重要性，藉由不同的生理及生化機制，不論是對外源性膽固醇或內生性膽固醇，都有明顯的改善作用。目前科學家普遍接受提高飲食中的膳食纖維攝取，能夠幫助降低體內膽固醇的可能原因分為以下三點：

1. 因膳食纖維不被人體消化酵素所分解，在我們結束進食的消化後期，膳食纖維的結構在人體腸道吸水後膨脹，如同海綿一樣，具有吸附飲食中所攝入的脂肪酸及膽固醇的能力，有助於減緩腸道對外源性膽固醇的攝入量（註 12）。

2. 膳食纖維中的非水溶性纖維，在腸道具有較高的膽酸結合能力，透過這樣的特性，減少膽酸之再吸收，減少膽汁之「腸肝循環」利用率，以增加肝臟代償性，同時消耗體內的外源性及內生性膽固醇 (註13)。

3. 膳食纖維不被人體消化，但卻能在腸道被微生物利用，透過發酵，生成一系列的「短鏈脂肪酸」（Short-chain fatty acids, SCFA），並提供腸道細胞的能量來源，有助於維持腸道健康。日本科學家 Hara 等人在 1999 年的動物實驗已初步發現，短鏈脂肪酸可以降低肝臟與腸道合成膽固醇的能力 (註14)，但在人體研究的資料上並不充足，在這只能視為一種推論。

　　有關膳食纖維如何降低膽固醇之詳細機轉，可進一步詳閱「迷思 17」（參考第 213 頁）。

　　另外，存在植物體內具有抗氧化作用的植化素（如類胡蘿蔔素、花青素、生物類黃酮等），可以幫助減緩血管內「低密度脂蛋白膽固醇」（LDL-C）之氧化程度，保護心血管健康。更重要的是，我們透過飲食修正，來減少不利於心血管的「負面營養素」，如飽和脂肪酸、反式脂肪酸、精緻單糖等。所以，「多樣化的飲食型態」才是改善高膽固醇的根本之道。

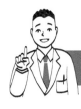

營 養 師 小 結 論

　　膽固醇的來源，1/3 來自飲食，稱為「外源性膽固醇」。而 2/3 以上來自體內自行製造，稱為「內生性膽固醇」。有些朋友飲食吃得清淡，很少吃動物性食品的蛋黃及內臟等，但膽固醇仍居高不下，其原因是體質、遺傳，及肥胖等風險因子，導致體內合成膽固醇的步驟失控，使內生性膽固醇被過多製造，造成「高膽固醇血症」（總膽固醇值 >240 毫克）。

　　嚴格限制飲食膽固醇，少吃蛋黃、內臟、海鮮、紅肉等高膽固醇食物的改善效果有限。依據流行病學調查結果，飲食中攝取的膽固醇，事實上對影響血漿膽固醇的含量變化，作用不大。須透過全面生活之形態調整，包括適當減重、增加體能活動，以及多樣化的飲食型態等三大原則，才能真正控制頑強的膽固醇。

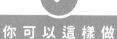

　　飲食部分，多樣化的飲食型態才是重點所在，多攝取有利心血管健康的營養素，例如：水溶性及非水溶性膳食纖維（每日膳食纖維至少 25 公克）、適當的多元不飽和脂肪酸（如 DHA、EPA 及 α - 次亞麻油酸）、植化素、部分具有心血管保護作用的維他命與礦物質等。

　　減少不利於心血管健康的營養素，盡可能減少紅肉、內臟攝取，減少攝取甜食、精緻糕點的食用次數，達到降低飽和脂肪酸、反式脂肪酸及精緻單糖的攝取為目標。建議參考前述「美國心臟協會（AHA）／美國心臟病協會（ACC）於 2013 年提出改善『高血膽固醇』之八大飲食原則」（第 176 頁）。

參考文獻（註）：

1. Samuel, P., McNamara, D.J. (1983). Differential absorption of exogenous and endogenous cholesterol in man. Journal of Lipid Research, 24:265-276.

2. McNamara, D.J. (2000). The impact of egg limitations on coronary heart disease risk: do the numbers add up? Journal of the American College of Nutrition, 19:540S-548S.

3. Rong, Y., Chen, L., Zhu, T., Song, Y., Yu, M., Shan, Z., Sands, A., Hu, F.B., Liu, L. (2013). Egg consumption and risk of coronary heart disease and stroke: dose-response meta-analysis of prospective cohort studies. British Medical Journal, 346:e8539.

4. McNamara, D.J. (2000). Dietary cholesterol and atherosclerosis. Biochimica et Biophysica Acta, 1529:310-320.

5. Jones, P.J. (1997). Regulation of cholesterol biosynthesis by diet in humans. American Journal of Clinical Nutrition, 66:438-446.

6. Kanter, M.M., Kris-Etherton, P.M., Fernandez, M.L., Vickers, K.C., Katz, D.L. (2012). Exploring the factors that affect blood cholesterol and heart disease risk: is dietary cholesterol as bad for you as history leads us to believe? Advances in Nutrition, 3:711-717.

7. Eckel, R.H., Jakicic, J.M., Ard, J.D., de Jesus, J.M., Houston Miller, N., Hubbard, V.S., Lee, I.M., Lichtenstein, A.H., Loria, C.M., Millen, B.E., Nonas, C.A., Sacks, F.M., Smith SC, Jr., Svetkey, L.P., Wadden, T.A., Yanovski, S.Z., Kendall, K.A., Morgan, L.C., Trisolini, M.G., Velasco, G., Wnek, J., Anderson, J.L., Halperin, J.L., Albert, N.M., Bozkurt, B., Brindis, R.G., Curtis, L.H., DeMets, D., Hochman, J.S., Kovacs, R.J., Ohman, E.M., Pressler, S.J., Sellke, F.W., Shen WK, Smith, S.C., Jr., Tomaselli, G.F. American College of Cardiology/American Heart Association Task Force on Practice Guidelines. (2014). 2013 AHA/ACC guideline on lifestyle management to reduce cardiovascular risk: a report of the American College of Cardiology/American Heart Association Task Force on Practice Guidelines. Circulation, 129:S76-S99.

8. Dattilo, A.M., Kris-Etherton, P.M. (1992) . Effects of weight reduction on blood lipids and lipoproteins: a meta-analysis. American Journal of Clinical Nutrition, 56:320-328.

9. US Centers for Disease Control and Prevention, CDC. (2015). Target Heart Rate and Estimated Maximum Heart Rate. 網 址：https://www.cdc.gov/physicalactivity/basics/measuring/heartrate.htm

10. Dunn, A.L., Marcus, B.H., Kampert, J.B., Garcia, M.E., Kohl, H.W 3rd., Blair, S.N. (1997). Reduction in cardiovascular disease risk factors: 6-month results from Project Active. Preventive Medicine, 26:883-892.

11. Mann, S., Beedie, C., Jimenez, A. (2014). Differential effects of aerobic exercise, resistance training and combined exercise modalities on cholesterol and the lipid profile: review, synthesis and recommendations. Sports Medicine, 44:211-221.

12. Jesch, E.D., Carr, T.P. (2017). Food ingredients that inhibit Cholesterol absorption. Preventive Nutrition and Food Science. 22:67-80.

13. van Bennekum, A.M., Nguyen, D.V., Schulthess, G., Hauser, H., Phillips, M.C. (2005). Mechanisms of cholesterol-lowering effects of dietary insoluble fibres: relationships with intestinal and hepatic cholesterol parameters. British Journal of Nutrition. 94:331-337.

14. Hara, H., Haga, S., Aoyama, Y., Kiriyama, S. (1999). Short-chain fatty acids suppress cholesterol synthesis in rat liver and intestine. Journal of Nutrition. 129:942-948.

迷 思
15

長期喝手搖杯、汽水飲料的
人,容易有高血糖、高血脂,
甚至引發糖尿病,該怎麼辦?

Q　科學觀點

以天然食材為優先選擇,才能維持健康,除了談果糖對
食品加工與人體代謝的不同影響,還提供擺脫「糖癮」
小撇步。

？ 也許你會聽說

　　Tony 是一名 35 歲的上班族，每當公司體檢時他都很緊張，因連續好幾年 Tony 的健檢報告上總列滿好幾項紅字。特別是血脂肪的項目：「總膽固醇」、「低密度脂蛋白膽固醇」（LDL-C，俗稱壞的膽固醇）、「三酸甘油酯」（TG）都比標準值高出許多，超音波檢查也判定有輕度的脂肪肝，特別是今年又增加了「尿酸」這項紅字。Tony 回想健檢那天，公司特別請來營養師評估員工的飲食習慣，營養師說：「先生，你喝的含糖飲料是一般人的 4~5 倍之多，很讓人擔心⋯⋯」Tony 承認自己喝不慣白開水及無糖茶，他總是認為飲料就是要有味道、要有甜度才好喝。

　　每日早餐 Tony 會喝一大杯冰奶茶；中午用餐完後又跑去買手搖杯飲料，甜度是全糖；下午則是喝杯咖啡提振精神，熱咖啡固定放兩包砂糖，冰咖啡固定放兩包果糖；下班回家路上，一定到超商買瓶汽水或可樂。在家如果口渴時，他會把運動飲料當成水來補充。

　　「如果要改善你的血脂肪、脂肪肝及尿酸，第一步就是少喝含糖飲料。如果繼續這樣下去，恐怕你的『血糖』也會跟著出狀況。」營養師的話，句句令人心驚，但 Tony 仍百思不得其解，「含糖飲料」是他生活中最大的消遣，怎麼突然親密好友變身可怕敵人威脅著他的健康。許多含糖飲料都含有不少果糖，它跟一般砂糖有什麼不同呢？為什麼市面上很多飲料點心餅乾都使用「高果糖糖漿」或者「果糖」？聽說果糖吃多了會

影響血脂肪、血糖，甚至提高尿酸？諸如此類的飲食迷思，究竟是「危言聳聽」的成分居多，還是「有所根據」呢？

 事 實 的 真 相 是

　　近二、三十年來，國外一直有研究，不斷探討果糖對人類健康的影響。我們就先來認識果糖的本質。

　　果糖是一種單糖，它會產生熱量，如一般的醣類，每公克為 4 大卡。它跟葡萄糖一樣，存在大多數的天然食物中，如水果、部分蔬菜（瓜果類、根莖類）、楓糖及蜂蜜等。它是甜度最高的天然單糖，甜度是一般砂糖約 1.7 倍。

　　砂糖大部分是「蔗糖」組成，蔗糖是一種「雙醣」，顧名思義就是由兩種單糖──一個「葡萄糖」加一個「果糖」組成。多數砂糖都是由甘蔗提煉出來，因此蔗糖也俗稱為砂糖。

　　正因為果糖本身具有甜度高的特性，只要用量少，便可以達到目標甜度，同時易溶於水，很適合用在清涼飲料或者現場調製的冷飲，因此果糖一直廣受食品業者的青睞。

關鍵概念釐清 01

市面上的「含糖飲料」，多是用「高果糖糖漿」或「果糖」來增加甜味。例如碳酸飲料、發酵乳飲料、果汁飲料、運動飲料，以及時下非常流行的「手搖杯飲料」。養成事先閱讀「食品成分標示」的習慣，可以幫助我們分辨哪些飲料是否加了果糖。

跟果糖比起來，「高果糖糖漿」使用得更廣泛，成本也更便宜。那什麼是「高果糖糖漿」呢？已養成檢查食品標示習慣的朋友，相信對這成分不陌生。「高果糖糖漿」是一種食品商業用途的產品，與我們一般使用的「果糖」，有點不太一樣。它通常以澱粉（最常見的是玉米澱粉）經由一連串化學反應，改變醣類的結構，最後做出來的一種「葡萄糖與果糖的混合性糖漿」。

最常見的商業用途比例是 50% 果糖＋50% 葡萄糖。當然，也有比較高的果糖比例，如 90% 的果糖＋10% 的葡萄糖。「高果糖糖漿」相較一般果糖或蔗糖（也就是俗稱的砂糖）成本更低，因糖漿有濃縮的特性，故使用量更少，加上糖漿易溶於水，所以「高果糖糖漿」普遍使用在冷飲上，特別是可以提供甜度調整的手搖杯飲料。另外，像部分的調味品（如番茄醬、糖醋醬等）及沙拉醬，也都會使用「高果糖糖漿」。整體來說，市售產品的「高果糖糖漿」，至少一半由果糖組成。

果糖跟葡萄糖的結構不同，攝取果糖不會讓血糖快速上

升，因此有較低「升糖指數」（Glycemic Index, GI）的優點。此外，果糖在人體內的代謝途徑，大多不需依賴「胰島素」，因此，早期果糖被認為很適合「糖尿病患者」或「血糖異常」的人食用。然而，近年來營養專家們不再同意這個說法，因為長期攝取果糖，可能會讓血漿的「三酸甘油酯」急速上升，提高了「高三酸甘油酯血症」的患病風險（註1、2）。

以科學證據來說，已有研究指出，「提高飲食中的果糖，可能會對血糖、血脂肪的健康狀況造成負面作用，甚至提高代謝症候群、心血管疾病及第二型糖尿病的患病風險」。而這些果糖絕大多數都來自含糖飲料，特別是添加「高果糖糖漿」的汽水及果汁（註3）。

「果糖」對健康的威脅究竟有多少？我們可以從回顧幾篇文獻來梳理相關研究。美國科學家 Stanhope 等人在 2011 年發表的研究中，針對 48 位健康成人進行試驗。觀察結果是，在為期 12 天的實驗中，每天喝含有「果糖」或「高果糖糖漿」飲料的成人，血漿的「三酸甘油酯」、「低密度脂蛋白膽固醇」（LDL-C）都明顯增加（註4）。而作者在 2015 年發表的研究中，進一步發現，當「高果糖糖漿」吃的量越多時，與心血管疾病風險有關的血液項目如「三酸甘油酯」（TG）、「低密度脂蛋白膽固醇」（LDL-C）上升的濃度也就越高，甚至「尿酸」也會受到影響。簡單來說，就是「果糖」吃得越多，對「血脂肪」及「尿酸」的健康狀況就越不利（註5）。

另一方面，流行病學的調查也有同樣的發現。美國科學家 Malik 等人在 2010 年發表一項「文獻統整後設分析」（Meta-analysis）。作者彙整了 10 項與「飲用含糖飲料」有關的飲食調查，在這些含糖飲料中，大部分都添加了「高果糖糖漿」或「果糖」。作者總共分析將近 30 萬位成人，並將含糖飲料的消耗量，由「多」到「寡」依序分組，結果指出，含糖飲料「喝得最多」的組別跟「喝得最少」的組別，兩組相比之下，「喝得最多」的組別得到「心血管疾病」與「代謝症候群」的風險機率足足提高了 25%（註6）。

　　而尿酸也會受到「果糖」的影響。

　　「高尿酸血症」是形成痛風的主要成因，提高果糖攝取，也可能增加血液中的尿酸值。加拿大科學家 Choi 等人在 2008 年發表的研究中，以「美國國家營養調查」之資料（NHANES 1988-1994）為樣本，蒐集 14761 位成人，結果指出，「每天喝超過 1 瓶含有『高果糖糖漿』汽水飲料的成人，得到『高尿酸血症』的相對風險機率是 1.51 倍，若每天喝超過 4 杯，相對風險就會提高到 2 倍（註7）」。

　　雖然果糖具有低升糖指數的特性，不容易引起血糖上升，但過多的果糖攝取，反而可能會引起身體的代謝紊亂，也可能增加罹患其他疾病的風險。美國科學家 Elliott 等人在 2002 年發表的綜合性「回顧文獻」（literature review），認為過多的果糖攝取，會影響人體的代謝變化，包括以下兩點原因（註8）：

1. 影響正常的食慾調節（減少胰島素作用）。
2. 增加內臟脂肪合成（減少瘦體素）產生，並伴隨高胰島素血症，而引起葡萄糖的耐受性不良，產生高血糖的現象。

關鍵概念釐清 02

「果糖」與「葡萄糖」在人體的代謝途徑有很大的不同。當我們吃入大量的果糖後，會引起代謝的紊亂，許多研究已證明，過多果糖會促進體內製造較多的「內生性三酸甘油酯」，而這些「內生性三酸甘油酯」會儲存在內臟的脂肪細胞中，相對提高內臟脂肪（如肝臟儲存大量的三酸甘油酯，形成脂肪肝）。過多的內臟脂肪與葡萄糖耐受性不良有關，例如：腰圍過粗的成人，比較容易形成高胰島素血症，產生血糖異常。而在其他項目也有重大的影響：

1. 增加「低密度脂蛋白膽固醇」（LDL-C）之濃度，相對提高了「心血管疾病」的患病風險。
2. 提高血液中尿酸值，則提高痛風的發病機會。

　　整體來說，「高果糖攝取」也會加速形成「代謝症候群」的特徵，伴隨有高血糖、高血脂及內臟脂肪增加的現象。

　　或許有人會疑惑：「果糖不就是一般的單糖而已？為何攝取較高的果糖會對健康有這麼負面的影響？」詳細原因科學家仍在努力探討中，但一般大多認為，攝取過多果糖對人體的生理、生化功能產生了複雜的影響。在這裡，我們一再強調「果

糖」的代謝途徑與「葡萄糖」截然不同。果糖主要在肝臟中被代謝、分解,因此特別容易促進「內生性三酸甘油酯」的增加,不只是儲存在肝臟而已,包括其他內臟的脂肪、肌肉組織的脂肪也會相對增加（註 3、9）。

　　「體重過重」與「肥胖」是「心血管疾病」、「第二型糖尿病」及「高尿酸血症」等慢性疾病共同的危險因子。有科學家認為,果糖在代謝過程中不會刺激胰島素分泌,這也是為什麼果糖是「低升糖指數」（low GI Index）,不會引起血糖升高。生理學上,胰島素與另一種和食慾調節有關的荷爾蒙「瘦體素」（Leptin）,兩者之間息息相關。

　　大量的果糖攝取,不會刺激體內胰島素的分泌,而含有果糖的飲料或甜食卻帶來了熱量,可能也連帶使「瘦體素」的調節有所異常。「胰島素」與「瘦體素」是產生「飽食訊號」的食慾荷爾蒙,大量果糖攝取使以上兩種荷爾蒙的調節有了改變,而使我們在進食後,不容易產生「飽足感」,長期而言,就可能使進食的機會增加,比平常吃得更多,影響體內的熱量平衡,最後使體重增加（註 10）。

　　至於要喝多少的含糖飲料,才可能對健康產生負面作用?相信這是「愛喝飲料」的朋友們都非常關心的問題。有關實際的分量控制,目前科學家尚未有一致的定論,但依據丹麥科學家 Maersk 等人在 2012 年發表的人體研究,該研究針對 47 位體重過重的成人,給予不同飲料的介入試驗,結果指出,「若每天喝一杯超過 500 c.c. 的含糖飲料,持續 6 個月的時間,血脂肪就已開始產生負面的影響,並明顯增加『代謝症候群』與

『心血管疾病』的患病風險（註11）」。

　　最新的「2015-2020 年美國成人飲食指南」（2015-2020 Dietary Guideline for American 2015-2020 8ed）則建議，「一般成人，每日飲食中的精緻糖（包括來自含高果糖糖漿、果糖、一般砂糖等的含糖飲料或甜食點心）所提供的熱量，以不超過每日總熱量的 10% 為限（註12）」。

　　其實，「果糖」並非完全吃不得，「含糖飲料」也不是完全不能喝。對每日總熱量約 2000 大卡的一般成人來說，一杯全糖的手搖杯珍珠奶茶（500 c.c.）約有 300 大卡，而一罐小瓶的罐裝可樂（約 330 c.c.）約有 150 大卡，因此，整體來說，每星期含糖飲料（每次不超過 500 c.c.）的飲用次數，最好不超過 4 次。常見添加果糖的含糖飲料，如市售的發酵乳飲料、汽水飲料或各式風味茶飲料、果汁飲料、現場調製的手搖杯飲料等，只要適度飲用，不要過量，我們其實仍然可以享受「糖」所帶來的味覺與滿足。

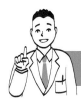

營 養 師 小 結 論

　　長期攝取過多的果糖，可能提高血脂、血糖，甚至提高罹患糖尿病的風險，該飲食迷思並非空穴來風。研究證明，針對體重過重成人，每天攝取一杯碳酸汽水，持續 6 個月，就會相對增加「代謝症候群」的風險（註 11）。

　　依據流行病學調查的結果，攝取大量的含糖飲料，是果糖過量攝取的主要原因。並且觀察到「尿酸」、「三酸甘油酯」（TG）、「低密度脂蛋白膽固醇」（LDL-C）皆有升高的現象。以上這些項目的增加也確實提升了心血管疾病、第二型糖尿病及痛風的患病風險。

　　果糖在人體的代謝與葡萄糖不同，過多的果糖會改變正常的代謝途徑，如讓肝臟製造大量的三酸甘油酯，促成內臟脂肪過多。另外，含有果糖的飲料帶來熱量，卻不刺激「胰島素」的分泌，被認為可能減少「瘦體素」而影響食慾調節。「瘦體素」減少，人們就不容易產生飽食訊號，無形中會增加進食量，造成熱量攝取過多的情況發生。

　　果糖並非完全碰不得，只是要適可而止。對一般健康成人來說，每星期喝含糖飲料（每杯不超過 500 c.c.）的次數以不超過 4 次為原則。

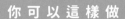

　　有些食品業者試著使用一般砂糖或蔗糖溶液取代「高果糖糖漿」，並認為相較於果糖，對身體的負擔可能較少。事實上，砂糖就等於是蔗糖，而蔗糖的組成有一半是果糖。但砂糖的甜度往往比「高果糖糖漿」還要低，為達到目標甜度，用量上也會相對增加，所以上述並不是降低身體負擔的理想方法。重點仍是減少所有「精緻單糖」的使用，才是根本之道。

　　有些民眾認為，以食品添加物之一的甜味劑來取代精緻糖（例如：阿斯巴甜、醋磺內酯鉀、糖精等），既可以維持甜度，也可以減少熱量與避免過多的果糖攝取，可能是兩全其美的做法。目前，臺灣合法允許使用的食品添加物之「調味劑—甜味劑類」有 25 項，只要業者依照法規的使用範圍及限量規定來使用，都是安全合法。然而，食品添加物多半是人工合成，基於維持健康的立場，若非必要，請大家以天然食材為優先考量，並減少食品添加物的使用，才是最健康的方式。

　　一般天然食物如蔬菜、水果也含有「果糖」，要不要限制攝取？除了濃縮的蜂蜜、龍眼蜜、楓糖可能含有較高「果糖」，需注意食用量以外，通常天然食物所含的果糖無須特別限制。天然食物所含的果糖非常少量，遠遠不及

商業用途中的「高果糖糖漿」用量。再者，攝食蔬菜水果的好處多多，有豐富的維他命、礦物質、膳食纖維及植化素，因此，別為含有「果糖」的關係而少吃蔬菜水果，這可是會因小失大（這裡指的是「新鮮的蔬菜及水果」，並非包含額外再加糖的蔬果汁飲料）。

　　已經習慣每天喝好幾杯「含糖飲料」的朋友，小心已可能產生「糖癮」，一時要戒斷並不容易。在這裡提供幾個小撇步，或許可以幫「飲料控」朋友們逐漸遠離「糖癮」。

　　1.「糖」給人豐富的味覺享受，因此對長期嗜喝「含糖飲料」的朋友來說，要減少含糖飲料，確實是一項挑戰。若一開始嚴格限制，可能出現焦慮、心理上無法滿足的感受。對此，建議可以採用「漸進式遞減」技巧，幫助戒掉「嗜糖」的習慣。如過去喝全糖或八分糖的手搖杯飲料，可以試著改喝半糖或三分糖。如果不習慣味道變淡，可以試著加點新鮮水果如蘋果片、檸檬片，增添風味。

　　2. 如果每天有固定喝兩杯以上含糖飲料的習慣，先規定自己每天喝一杯 500 c.c. 就好，並且將一杯分成兩半，也就是一杯當成兩杯喝的方式進行。可能需要事先準備容器，將另一杯暫放冷藏。雖然每次喝的量減少，但是利用「含量減少，但不改變飲用頻率」的原則，將有助於減緩

「戒斷」含糖飲料所帶來的不適感。

　　3. 對於不喜歡喝水的朋友來說，可以嘗試每天喝一杯 500 c.c. 的水（可加點蘋果片、檸檬片，可食用的乾燥花果等，以增添風味）或微糖茶、無糖茶。訓練自己適應「無糖」飲料，長期練習，就可以逐步降低「嗜糖」的習慣性依賴，甚至，若之後接觸到同樣的含糖飲料時，還會覺得「這怎麼那麼甜」，反而無法入口。這樣便可成功擺脫對「含糖飲料」的依賴了。

參考文獻（註）：

1. Bantle, J.P. (2009). Dietary fructose and metabolic syndrome and diabetes. Journal of Nutrition, 139:1263S-1268S.

2. Bantle, J.P., Raatz, S.K., Thomas, W., Georgopoulos, A. (2000). Effects of dietary fructose on plasma lipids in healthy subjects. American Journal of Clinical Nutrition, 72:1128-1134.

3. Bray, G.A. (2013). Energy and fructose from beverages sweetened with sugar or high-fructose corn syrup pose a health risk for some people. Advances in Nutrition, 4:220-225.

4. Stanhope, K.L., Bremer, A.A., Medici, V., Nakajima, K., Ito, Y., Nakano, T., Chen, G., Fong, T.H., Lee, V., Menorca, R.I., Keim, N.L., Havel, P.J. (2011). Consumption of fructose and high fructose corn syrup increase postprandial triglycerides, LDL-cholesterol, and apolipoprotein-B in young men and women. Journal of Clinical Endocrinology and Metabolism, 96:E1596-E1605.

5. Stanhope, K.L., Medici, V., Bremer, A.A., Lee, V., Lam, H.D., Nunez, M.V., Chen, G.X., Keim, N.L., Havel, P.J. (2015). A dose-response study of consuming high-fructose corn syrup-sweetened beverages on lipid/lipoprotein risk factors for cardiovascular disease in young adults. American Journal of Clinical Nutrition, 101:1144-1154.

6. Malik, V.S., Popkin, B.M., Bray, G.A., Després, J.P., Hu, F.B. (2010). Sugar-sweetened beverages, obesity, type 2 diabetes mellitus, and cardiovascular disease risk. Circulation, 121:1356-1364.

7. Choi, J.W., Ford, E.S., Gao, X., Choi, H.K. (2008). Sugar-sweetened soft drinks, diet soft drinks, and serum uric acid level: the Third National Health and Nutrition Examination Survey. Arthritis and Rheumatism, 59:109-116.

8. Elliott, S.S., Keim, N.L., Stern, J.S., Teff, K., Havel, P.J. (2002). Fructose, weight gain, and the insulin resistance syndrome. American Journal of Clinical Nutrition, 76:911-922.

9. Vos, M.B., Lavine, J.E. (2013). Dietary fructose in nonalcoholic fatty liver disease. Hepatology, 57:2525-2531.

10. Bray, G.A., Nielsen, S.J., Popkin, B.M. (2004). Consumption of high-fructose corn syrup in beverages may play a role in the epidemic of obesity. American Journal of Clinical Nutrition, 79:537-543.

11. Maersk, M., Belza, A., Stødkilde-Jørgensen, H., Ringgaard, S., Chabanova, E., Thomsen, H., Pedersen, S.B., Astrup, A., Richelsen, B. (2012). Sucrose-sweetened beverages increase fat storage in the liver, muscle, and visceral fat depot: a 6-mo randomized intervention study. American Journal of Clinical Nutrition,95:283-289.

12. Dietary Guideline for American 2015-2020 8ed. (2015). The U.S. Departments of Health and Human Services (HHS) and of Agriculture (USDA). 網　址：https://health.gov/dietaryguidelines/2015/guidelines/

飲食減鹽可降血壓,為什麼我明明吃得很清淡,血壓卻還是居高不下?

Ⓠ 科學觀點

可以透過「DASH 飲食」來試著改善,並探討鹽敏感性高血壓與營養素調節血壓之關係。

也 許 你 會 聽 說

　　「要避免高血壓，飲食就要吃得清淡一些，特別是鹽分的攝取要控制，避免攝取過多的『鈉』。」在健康意識抬頭的今日，不少民眾早已培養正確的營養知識，了解哪些是潛藏高鹽分的食物來源，如多數的加工食品、調味醬料、醃製食品等，以避免「鈉」攝取過多。但是，有些高血壓的朋友，平日已吃得非常清淡，日常生活幾乎不使用調味醬料，也很少外食，在家更是不碰加工食品，照理說鈉攝取量應該不高，血壓應有所改善才對，但為什麼平日吃得清淡，卻在每次量血壓時，發現血壓總是降不下來呢？

事 實 的 真 相 是

　　「鈉」是鹽的成分之一，是一種礦物質，約占 40%，即 1 公克的鹽含有 400 毫克的鈉。「過多的鈉攝取」的確與血壓息息相關，早在四十年前，就已有科學家發現，長期鈉攝取過高，容易使細胞外液的容積產生擴張現象，影響周邊的動脈壓力，導致血壓升高 (註1)。那麼，每天鹽分要吃多少才是理想的呢？

　　「美國心臟病協會」（American Heart Association, AHA）在 2013 年公布的「飲食指南」便建議，「要維持正常的血壓，每天鹽分的攝取最好不超過 6 公克（約 2400 毫克的鈉），相當於 1 茶匙的鹽巴 (註2)」。

　　英國科學家 HE 與 MacGregor 在 2002 年發表的一項綜合性的「回顧文獻」（literature review），共針對 17 項人體飲食介入研究，主要內容是「飲食鹽分控制」與「血壓之間」的改善關係。該研究指出，「每日只要減少鹽分 3 公克（約 1200 毫克的鈉）相當於半茶匙的鹽巴，對高血壓朋友來說，收縮壓（SBP）可以預期降低 3.6~5.6 毫米汞柱（mmHg），舒張壓（DBP）可以預期降低 1.9~3.2 毫米汞柱（mmHg）」（註3）。其他的研究也有同樣的發現，不論是「隨機對照試驗」（Randomized Controlled Trials, RCTs）或者觀察性研究，都一致發現，「減少飲食中的鹽分（減少鈉攝取）對降低血壓有實質的正面幫助（註4）」。

　　數十年以來，營養及公衛專家們都同意，「減鹽」是改善高血壓的首要飲食原則，這點無庸置疑，也是基於過去科學性研究的論證。但是，為什麼有些高血壓的朋友們，在嘗試清淡（減鹽）飲食時，血壓就有明顯的改善，於此同時，卻有另一些朋友的血壓值絲毫不動如山呢？這點就是我們這篇文章要來解惑的迷思，不過在此之前，首先讓我們來認識，什麼是「高血壓」。

　　高血壓是一種症狀，不是特定的疾病，高血壓是指長時間「動脈血壓」的持續性升高。一般高血壓定義，我們可參考 WHO 所定標準，「即連續兩次血壓值顯示，收縮壓（SBP）高於 140 毫米汞柱（mmHg），或者舒張壓（DBP）高於 90 毫米汞柱（mmHg），即為高血壓」。但是，大部分 90~95% 的高血壓，發病原因是不明的，醫學上稱為「原發性或本態性

高血壓」（Essential Hypertension），這類的高血壓被認為可能與體質、遺傳、基因表現、生活環境、肥胖／體重過重、不均衡的飲食型態及年齡老化有關。以營養學的角度來看，飲食中有許多營養素與血壓之間是息息相關的，因此，我們的確可以透過飲食的調整，來逐步改善高血壓。

關鍵概念釐清 01

> 高血壓族群中，一旦改變飲食鹽分，血壓值會明顯變化者，稱為「鹽敏感性高血壓」。若能透過飲食減鹽、吃得清淡一些，就是一項理想的降血壓飲食原則。另外一群人則是，不論飲食的鹽分增加或減少，血壓值通常不會出現太大的起伏變化，換言之，就是血壓對「鹽分」較不敏感；有這樣特質的朋友，我們稱之為「鹽阻抗性高血壓」。

近幾年，在科學界有一些新的發現，在高血壓族群中，有一些人的血壓特別容易隨著飲食中的鹽分而改變，例如當吃進去的鹽分增加時，血壓就很容易上升。符合這樣描述的人，我們稱之為「鹽敏感性高血壓」（Salt-Sensitive Hypertension）。通常，具有「鹽敏感性高血壓」的朋友，只要飲食中減少鹽分，血壓就能明顯下降，因此對他們來說，透過飲食減鹽，吃得清淡一些，就是一項理想的飲食原則。但是，並非所有高血壓族群都是「鹽敏感性高血壓」，也有另外一群人，不論飲食的鹽

分增加或減少，血壓值通常不會有太大的起伏和變化，換言之，就是血壓對「鹽分」較不敏感，有這樣特質的朋友，我們稱之為「鹽阻抗性高血壓」（Salt-Resistant Hypertension）。

　　這些新的發現也許可以解釋上述現象，不過，目前還沒有明確的科學方法可以檢測哪些族群是「鹽阻抗性高血壓」或者「鹽敏感性高血壓」，因為以上都與「個人體質」或「基因表現」有關。但已有科學家提出，具有「鹽敏感性高血壓」特性的朋友們，通常具有五項特徵：(1) 年齡層較大，特別是老年族群；(2) 糖尿病者；(3) 體重過重、肥胖；(4) 有慢性腎臟疾病；(5) 非裔人種（註4）。

關鍵概念釐清 02

在「美國國家衛生研究院」（NIH）支持下，自 1993 年逐步發展形成的「DASH 飲食」（得舒飲食）原則，是集中了所有降低血壓特性的營養素，並減少飽和脂肪酸、反式脂肪酸及膽固醇的特色飲食。「鹽阻抗性高血壓」的朋友們，不妨嘗試「DASH 飲食」。它已被實證醫學證明，是一套有效防治高血壓的飲食計畫（註7、8）。

　　事實上，要真正有效地改善高血壓，光靠「飲食減鹽、吃得清淡」，效果十分有限。因為飲食的成分非常複雜，含有非常多種的營養素，某些特定營養素被認為具有「降低血壓的生理特性」，如礦物質的鈣、鉀、鎂等。

　　美國心臟病協會（American Heart Association, AHA）在2013年針對高血壓族群提出了飲食指南，當中特別強調「生活形態的改變」是預防及治療高血壓的核心重點。

　　「生活形態改變」就是要全面性調整生活，共有五大原則，前四項原則與生活形態有關，第五項原則即飲食的改變。詳述如下：

1. 體重減重，維持合理體重。
2. 戒煙。
3. 限制飲酒次數。

　　男性每日以 2 個酒精當量為限，女性每日則以 1 個酒精當量為限。

　　1 個酒精當量 = 15 公克酒精

　　　= 啤酒 380 c.c.（酒精濃度 4%）

　　　= 水果酒 150 c.c.（酒精濃度 10%）

　　　= 白蘭地 40 c.c.（酒精濃度 40%）

　　　= 高粱酒 30 c.c.（酒精濃度 53%）

4. 鼓勵規律運動，特別是有氧運動。
5. 就是飲食改變。

　　在這強調的是「整體飲食型態」（the whole dietary pattern）的改變，不光只有傳統的「飲食減鹽」而已。在這裡

介紹大家一個源自美國，已被大量飲食介入研究證實，「可以有效防治高血壓的飲食」。最早在 1993 年由「美國國家衛生研究院」（NIH）支持下，四家醫學中心完成實驗並在 1997 年發表的一項大型臨床研究，該研究將可能影響血壓的營養素納入一套飲食計畫，經由人體的飲食介入研究證明，「是一項有效預防及降低高血壓的飲食計畫，稱為『DASH 飲食』（Dietary Approaches to Stop Hypertension, DASH），在臺灣，我們通常稱之為『得舒飲食』（註5）」。

「DASH 飲食」與以往傳統改善高血壓的飲食計畫不太一樣，除了鼓勵人們多吃含有「降低血壓生理特性」之營養素為主的食物群，並盡可能減少危害心血管健康的食物。「DASH 飲食」的原則，是強調攝取豐富的蔬菜水果和低脂乳製品，減少低飽和脂肪、膽固醇和總脂肪，鼓勵以全穀類取代精緻穀類，每天吃 1~2 份堅果種子類，適當的白肉（家禽類和魚、海鮮類）並減少紅肉、甜食和含糖飲料攝取。以一般成人 2000 大卡熱量來說，「DASH 飲食」鼓勵多吃的「飲食指南」，請參考下頁列表。

「DASH 飲食」之每日飲食指南

全 穀 類

建議份數	具有降低血壓生理功能之營養素
7~8	膳食纖維

蔬 菜 類

建議份數	具有降低血壓生理功能之營養素
4~5	鉀、鎂、鈣及膳食纖維

水 果 類

建議份數	具有降低血壓生理功能之營養素
4~5	鉀、鎂、鈣及膳食纖維

低 脂 奶 類

建議份數	具有降低血壓生理功能之營養素
2~3	鈣及蛋白質

魚 、 家 禽 、 瘦 肉 類 （以白肉為主，減少紅肉攝取）

建議份數	具有降低血壓生理功能之營養素
≦ 2	鎂及蛋白質

堅果、種子、豆莢類

建議份數	具有降低血壓生理功能之營養素
4~5/ 週	熱量、鉀、鎂、鈣及膳食纖維

油 脂 類

建議份數 2~3　註：限每日制總熱量 27% 以下

甜 食 類

建議份數 ≦ 5/ 週

　　以營養素的觀點來看，「DASH 飲食」含有豐富的礦物質，鈣、鉀、鎂及膳食纖維。過去許多流行病學的飲食調查顯示，平日飲食中礦物質（鈣、鉀、鎂）及膳食纖維攝取較多的人，血壓通常呈現下降的趨勢。另外，「DASH 飲食」另一個新特點是，鼓勵攝取較多的「低脂乳製品」（每日至少攝取 2~3 份）。「低脂乳製品」含有較低的飽和脂肪酸及多種對血壓有益的營養素，如鈣、維他命 D 及具有降低血壓功能的生理活性「蛋白短胜肽」。事實上，「美國農業部營養政策與發展中心」（US Department of Agriculture, Center for Nutrition Policy and Promotion）在 2011 年發表的綜合性的「回顧文獻」，就已證明提高「低脂乳製品」的攝取量，有助於降低高血壓症狀的發生風險（註6）。

　　由美國發起的「DASH 飲食」飲食介入研究，結果也顯示，「大部分的人依照 DASH 飲食原則吃了 8 週後，血壓都明顯

的降低，收縮壓（SBP）降低 5.5 毫米汞柱（mmHg）、舒張
壓（DBP）降低 3 毫米汞柱（mmHg）(註5)」。基於科學研
究支持，「美國心臟病協會」（American Heart Association,
AHA）在 2013 年就已將「DASH 飲食」推薦給所有族群，特
別是有高血壓的朋友們，這套飲食計畫不但可以有效預防並改
善高血壓，也可降低膽固醇，降低心血管疾病的發生率 (註7)。

　　「DASH 飲食」可視為一種輔助性的飲食療法。美國科學
家 Conlin 等人在研究中也顯示，相較單一的藥物療法，「DASH
飲食」搭配降血壓藥物的治療，對整體降血壓的幅度產生加乘
作用 (註8)。「DASH 飲食」不需購買昂貴的保健食品，也不
需要耗費心思設計菜單，只要依循以下七大原則，就可以落實
於生活日常。

1. 每天 5+5 蔬果。
2. 低脂奶 3 份。
3. 每日 1 份堅果種子。
4. 主食多吃全穀類。
5. 白肉（家禽類和魚、海鮮類）取代紅肉（牛、羊、豬）及
   所有動物內臟。
6. 只用植物油（不包括棕櫚油、椰子油）。
7. 甜食、含糖飲料要控制（每週不超過 5 份）。

　　只選對食物、吃對分量，就可以清楚掌握 DASH 飲食原
則，如果能夠再搭配飲食減鹽（每日鹽分小於 6 公克，等同鈉
小於 2400 毫克），血壓改善狀況將更理想。

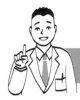

營養師小結論

　　基於科學研究支持，「飲食減鹽」是改善高血壓的首要原則，每天鹽分的攝取最好不超過6公克（相當於1茶匙的食鹽，鈉含量約2400毫克）。

　　然而，光靠飲食減鹽，對於血壓的控制不盡理想。近幾年發現，高血壓族群中，具有「鹽敏感性族群高血壓」特性的人，飲食減鹽後，多半能有不錯的降血壓成效。這類特質多半有：(1) 年齡層較大，特別是65歲以上老年族群；(2) 糖尿病患者；(3) 體重過重、肥胖；(4) 有慢性腎臟疾病；(5) 非裔人種。

　　部分的高血壓朋友則可能具有「鹽阻抗性高血壓」特性，透過飲食減鹽，降血壓效果可能不理想。建議這樣的朋友們不妨嘗試「DASH 飲食」，它已被實證醫學證明，是一套有效防治高血壓的飲食計畫（註5）。

　　「DASH 飲食」的原則是強調攝取豐富的蔬菜水果和低脂乳製品，盡量減少低飽和脂肪、膽固醇和總脂肪，鼓勵全穀類取代精緻穀類，每天吃1~2份堅果種子類，適當的白肉（家禽類和魚、海鮮類）並減少紅肉、甜食和含糖飲料攝取。

　　正確有效防治高血壓，不能光靠「飲食減鹽」而已，透過全方位生活形態調整，特別是改變整體的飲食型態（如接受DASH 飲食原則），相信可以改善「鹽阻抗性高血壓」朋友們可能面臨的困擾。

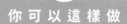

　　要改善高血壓，光靠飲食減鹽是不夠的，特別是針對可能具有「鹽阻抗性高血壓」體質的人來說，全方位的生活形態調整是必要的。飲食方面，如落實「DASH 飲食」七大原則，而依據「美國高血壓防治聯合委員會第 7 版」之指南建議（JNC 7），生活調整項目及預期改善血壓的幅度如下（註9）：

限 制 或 適 量 飲 酒　　註：預期降低收縮壓（SBP）

建議內容

男性每日酒精攝取＜ 2 份　註：男性每日以 2 個酒精當量為限
女性每日酒精攝取＜ 1 份　註：女性每日以 1 個酒精當量為限
1 個酒精當量
＝ 15 公克酒精
＝啤酒 380 c.c.（酒精濃度 4%）＝水果酒 150 c.c.（酒精濃度 10%）
＝白蘭地 40 c.c.（酒精濃度 40%）＝高粱酒 30 c.c.（酒精濃度 53%）

預期降低收縮壓範圍

2~4 mmHg

降低飲食鹽分

建議內容

每日鈉攝取不超過 2.4 克（或食鹽 6 克），相當於 1 茶匙食鹽。

預期降低收縮壓範圍

2~8mmHg

DASH 飲食原則

建議內容

攝取富含蔬果、低脂乳製品及減少飲食脂肪、飽和脂肪的飲食型態。

預期降低收縮壓範圍

8~14mmHg

減輕體重

建議內容

維持正常體重 BMI：18.5~24.9

預期降低收縮壓範圍

5~20 mmHg。

體重過重或肥胖者者，平均來說，當體重每降低 1 公斤，血壓可預期降低 1 mmHg。

規律體能活動

建議內容

鼓勵有氧運動

每日至少 30 分鐘

預期降低收縮壓範圍

4~9 mmHg

參考文獻（註）：

1. Meneely, G.R., Battarbee, H.D. (1976). High sodium-low potassium environment and hypertension. American Journal of Cardiology, 38:768-785.
2. The American Heart Association's Diet and Lifestyle Recommendations. (2015). The American Heart Association. 網　址：http://www.heart.org/HEARTORG/HealthyLiving/ HealthyEating/Nutrition/The-America-Heart-Associations-Diet-and-Lifestyle-Recommendations_UCM_305855_Article.jsp#.WOEkYtR95k)
3. He, F.J., MacGregor, G.A. (2002). Effect of modest salt reduction on blood pressure: a meta-analysis of randomized trials. Implications for public health. Journal of Human Hypertension, 16:761-770.
4. Frisoli, T.M., Schmieder, R.E., Grodzicki, T., Messerli, F.H. (2012). Salt and hypertension: is salt dietary reduction worth the effort? American Journal of Medicine, 125:433-439.
5. Appel, L.J., Moore, T.J., Obarzanek, E., Vollmer, W.M., Svetkey, L.P., Sacks, F.M., Bray, G.A., Vogt, T.M., Cutler, J.A., Windhauser, M.M., Lin, P.H., Karanja. N. (1997). A clinical trial of the effects of dietary patterns on blood pressure. DASH Collaborative Research Group. New England Journal of Medicine, 336:1117-1124.
6. McGrane, M.M., Essery, E., Obbagy, J., Lyon, J., Macneil, P., Spahn, J., Van Horn, L.(2011). Dairy consumption, blood Pressure, and risk of hypertension: an evidence-based review of recent literature. Current Cardiovascular Risk Reports, 5:287-298.
7. Managing blood pressure with a heart-healthy diet. (2016). The American Heart Association. 網　址：http://www.heart.org/HEARTORG/Conditions/HighBloodPressure/ MakeChangesThatMatter/Managing-Blood-Pressure-with-a-Heart-Healthy-Diet_ UCM_301879_Article.jsp#.WOIRQ9R95kg
8. Conlin, P.R., Erlinger, T.P., Bohannon, A., Miller ER, 3rd., Appel. L.J., Svetkey, L.P., Moore, T.J. (2003). The DASH diet enhances the blood pressure response to losartan in hypertensive patients. American Journal of Hypertension, 16:337-342.
9. Chobanian, A.V., Bakris, G.L., Black, H.R., Cushman, W.C., Green, L.A., Izzo, J.L., Jr, Jones, JR.D.W., Materson, B.J., Oparil, S., Wright, J.T., Roccella, E.J, the National High Blood Pressure Education Program Coordinating Committee. (2003). Seventh report of the joint national committee on prevention, detection, evaluation and treatment of high blood pressure. Hypertsnsion, 42:1206-1252.

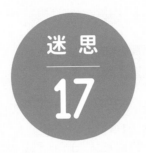

迷思

17

吃燕麥可以降膽固醇，但我的
三酸甘油酯卻反而升高，怎麼
吃才正確？

注意燕麥與主食類替換的平衡原則，從中認識膳食纖維
與總醣類之攝取對人體血脂代謝的影響。

也 許 你 會 聽 說

　　「吃燕麥片可降低膽固醇，但對某些族群來說，吃多了卻可能提高三酸甘油酯（TG）」。電視上的營養師這麼說，反而讓不少民眾更困惑。燕麥是一種富含膳食纖維的全穀類，營養價值高，也含有豐富的維他命 B 群，照理說，應該是「百利而無一害」才對，但為什麼坊間卻流傳著「燕麥片吃多了反而讓血液中的三酸甘油酯升高」的說法？有些民眾更擔心，該怎麼拿捏燕麥的食用分量，每天要吃多少才不會有超量的疑慮，既能降低膽固醇，但又不會引起三酸甘油酯的升高？

事 實 的 真 相 是

　　「吃燕麥片可以降低膽固醇」不是迷思，是經過大量的臨床研究證實，但「燕麥片吃多了可能會讓三酸甘油酯升高」這樣的說法並不全然完整、正確。

　　首先，我們先來了解為何燕麥片可以降低膽固醇。正確來說，不只燕麥，只要是全穀類及五穀雜糧，常見的如糙米、紫米、薏仁、蕎麥、小麥、大麥、米糠等都含有膳食纖維。膳食纖維是指一群「廣泛的」不被人體消化酵素所分解的植物多醣類，主要存在植物的細胞壁。食物學上，依照結構與功能性不同，它有很多分類，包括：纖維素、半纖維素、果膠、β - 聚葡萄糖（β-glucan）、難消化玉米澱粉等，種類非常多。膳食

纖維對人體的健康效益多數都是正面影響，然而，在這麼多不同的膳食纖維當中，以科學發現來說，研究文獻記載，具有最多「降低血中膽固醇作用」的膳食纖維，就非「β-聚葡萄糖」莫屬。而燕麥的胚乳及麩皮含有豐富的「β-聚葡萄糖」，是其他穀類所望塵莫及的，因此，使得燕麥成為降低膽固醇的首選之星。

　　自 1966 年以來，許多科學家開始陸續探討燕麥中的「β-聚葡萄糖」與「降低血中膽固醇」的關係。研究模式包括動物實驗與人體試驗，基於大量科學研究發現，「β-聚葡萄糖」具有明顯降低「血中總膽固醇」及「低密度脂蛋白膽固醇」（壞的膽固醇）的作用。因此 1997 年「美國食品藥物管理局」（FDA）同意燕麥食品可宣稱，「燕麥的水溶性纖維『β-聚葡萄糖』可以預防及降低心血管疾病的風險」。2004 年「英國衛生機關」（UK Joint Health Claims Initiative, UK JHCI）也同意以下的健康宣稱，「『β-聚葡萄糖』可以降低血中膽固醇，減少心血管疾病風險（註1）」。

　　然而，每天要吃多少燕麥才有降低膽固醇的作用？依據 2014 年的一項科學文獻，由英國、澳洲、加拿大科學家 Whitehead 等人跨國團隊發表的研究，該研究使用「文獻統整後設分析」（Meta-analysis），分析 28 項人體臨床研究的數據，結果指出，「每天至少攝取 3 公克的 β-聚葡萄糖（大約等於 2 杯，每杯各 30 公克之生燕麥片），『血中之總膽固醇』（T-CHL）可預期降低 11.6 毫克，『LDL 低密度脂蛋白』（壞的膽固醇）可預期降低 10 毫克。而『HDL 高密度脂蛋白』（好

的膽固醇）及『三酸甘油酯」（TG）則不會受到影響（註2）」。

　　大量的研究結果亦促使美國主管衛生機關「食品藥物管理局」（FDA），修訂並增加燕麥類產品「每日建議食用量」的健康宣稱。美國FDA於2016年4月份公告的「聯邦規章」（The Code of Federal Regulations Title 21），同意以下宣稱，「燕麥（oat bran）大約含5%的『β-聚葡萄糖』，每日攝取超過3公克以上的『β-聚葡萄糖』可以降低『血中總膽固醇』及『低密度脂蛋白膽固醇』，減少心血管疾病之患病風險（註3）」。

關鍵概念釐清　01

相較其他全穀類，燕麥的胚乳及麩皮有豐富的獨特膳食纖維「β-聚葡萄糖」（β-glucan），基於大量研究證實，每天至少攝取3公克的「β-聚葡萄糖」，大約等於2杯，每杯各30公克之生燕麥片，就有發揮降低「血中總膽固醇」（T-CHL）及「低密度脂蛋白膽固醇」（LDL-C）的作用。美國及英國的衛生主管機關也同意以下健康宣稱：每天適當攝取燕麥類產品，可增加「β-聚葡萄糖」攝取，有助於降低「心血管疾病」的患病風險。

　　燕麥之所以能夠降低膽固醇，主要因素在於燕麥含有一種膳食纖維叫做「β-聚葡萄糖」。相關的生理機制和原因，一直是營養科學家們鍥而不捨探討的題目。加拿大科學家 Othman 等人在 2011 年發表的一項綜合性「回顧文獻」（literature review），針對可能的機制，提出兩點看法（註1）：

1. 「β-聚葡萄糖」不被人體消化，其特殊結構可以增加「β-聚葡萄糖」在腸道的黏度，並增加保水性，可與飲食含有的膽固醇、脂肪酸結合，減少這些營養素在腸道的吸收。

2. 當吃進含有油脂的食物，膽囊會分泌肝臟製造的「膽汁」幫助油脂進行乳糜化，以利消化。這時飲食若有足夠「β-聚葡萄糖」存在（如來自燕麥片），「β-聚葡萄糖」將與「膽汁」的主要成分之一「膽酸」（Bile Acids）相結合，減少「膽酸」透過腸肝循環送回肝臟。因膽汁主要由膽固醇製造，當膽酸不再被腸道再吸收時，身體會代償性地迫使「肝臟」消耗更多的內生性膽固醇來製造新的「膽汁」，因此，這也就改變了體內膽固醇的代謝平衡，增加「低密度脂蛋白膽固醇」（壞的膽固醇）的清除率，而達到降低「血中總膽固醇」及「低密度脂蛋白膽固醇」的作用了。

　　除了以上兩種原因之外，加拿大科學家 Wong 在 2006 年發表的評論中，更提到「β-聚葡萄糖」可以透過生化代謝途徑，減少體內製造更多的「內生性膽固醇」。水溶性纖維（如 β-聚葡萄糖）可被腸道菌消化，產生一系列獨特的「短鏈脂肪酸」（Short-Chain Fatty Acids, SCFAs），如 acetate，butyrate，propionate，這些「短鏈脂肪酸」可說是小兵立大功。

人體膽固醇的來源，有 2/3 都是「內生性膽固醇」，即身體會自行製造膽固醇，而這些「短鏈脂肪酸」被認為可抑制「內生性膽固醇」合成效率，有助於減少血中的總膽固醇 (註4)。

　　來自燕麥的水溶性膳食纖維「β - 聚葡萄糖」，是透過如此奧妙、複雜的生理機制來降低膽固醇，那怎麼會有「燕麥片吃多了，反而增加三酸甘油酯」的說法？事實上，這樣的說法是片段的、不完整的。

　　燕麥是全穀類的一種，除了富含膳食纖維之外，也含有其他澱粉，整體來說，燕麥提供了我們豐富的碳水化合物，營養學將燕麥歸類在主食類。然而有些民眾在一知半解之下，將「燕麥」視為健康的養生珍寶，忘了取代主食類替換的原則。例如，麵條跟米飯都是主食，如果吃了一碗麵，相對就不會再多吃一碗飯；燕麥也是一樣，如果吃了一碗燕麥粥，相對就要減少其他的主食分量。但部分民眾可能忽略燕麥也含有較高的碳水化合物，吃了一碗燕麥粥後，同一餐再吃了半根烤地瓜或者一片吐司，或者，同一餐除了吃一碗飯之外，再搭配一碗燕麥粥。在這樣情況下，就可能造成一餐所吃的「總碳水化合物」量超出實際的需求。

　　「如果一天下來，『總碳水化合物』吃得較多，超出身體實際需要，應該直接影響的是『血糖』才對，怎麼也會影響到『三酸甘油酯』（TG）呢？」是的，針對血糖異常的人，吃進過量的碳水化合物，無庸置疑，血糖值會相對地升高。但是對於血糖正常的人，若每天吃進的碳水化合物超出合理的範圍（如大於每日總熱量60%以上），相對可能提高「三酸甘油酯」

了。在此之前，我們先來回顧幾篇國外的人體研究，便可知悉事實的真相。

美國科學家 Abbasi 等人在 2009 年發表一項飲食介入研究，該研究以「隨機對照試驗」（Randomized Controlled Trials, RCTs）模式進行。主要是為了探討相同熱量下，不同比例的「醣類」與「脂肪」是否會影響血液中「三酸甘油酯」的變化。該研究針對 8 位健康成人，給予兩種相同熱量，但不同醣類比例的飲食。第一組是「高醣組」，醣類占每日總熱量之 60%、脂肪占 25%。第二組是「高脂組」，醣類占 40%、脂肪占 45%。而兩組的蛋白質皆一樣占每日總熱量 15%，經兩週的飲食介入後，結果顯示，「高醣組」的成人，其空腹血液的「三酸甘油酯」有明顯上升，而其他的膽固醇項目沒有明顯改變。此研究結果說明，「在相同熱量前提下，只要提高飲食中的醣類比例（＞ 60% 之每日總熱量），即便是健康成人，血液即會觀察到『三酸甘油酯』有上升的情形 (註5)」。

另一篇研究則是針對「肥胖者」進行。美國科學家 Hudgins 等人在 2000 年發表的研究中，就以「肥胖者」與「體重較瘦者」為研究對象。研究針對 7 位肥胖者及 14 位體重較瘦成人，設計不同醣類、脂肪熱量比例的飲食對血脂肪的影響。簡單來說，研究內容給予兩種相同熱量，但不同醣類比例的飲食。第一組是「高醣組」，醣類占每日總熱量之 75%，並且增加部分的單糖，脂肪只占 10%；第二組是「飲食正常組」，醣類占 55%，脂肪占 30%。實驗進行 2 週，結果顯示，不論是「肥胖者」或「體重較瘦者」，在同熱量下，當他們改

吃高比例醣類的飲食時（即醣類＞每日總熱量 75%），只需 2 週時間，血液的「極低密度脂蛋白」（VLDL）濃度就觀察到上升現象。在生化學上，「VLDL」上升的指標意義，其實也反映出血中的「三酸甘油酯」濃度是相對上升的（註6）。

以上兩篇人體研究證明，「當每日的醣類比例增高（超過 60% 之每日總熱量），不論是肥胖者或體型正常成人，都能一致觀察到血中的三酸甘油酯出現上升情形」。這是為什麼呢？其實，這與醣類的營養代謝有關。

美國科學家 Parks 在 2001 年發表一項綜合性的「回顧文獻」，針對「飲食醣類對人體三酸甘油酯之影響」作出科學性的評論。作者指出，「通常醣類占每日總熱量比例超過 55% 時，血液『三酸甘油酯』濃度就可能相對提高」。可能原因是大量的碳水化合物經過人體消化吸收後，血液中的醣類增加，胰島素隨之上升，胰島素能促進脂肪生合成（Lipogenes）。另外也觀察到，特別是有「代謝症候群」的人，多半具有「血糖耐受性不佳」的特性，使胰島素敏感度不足，每次進食後，若醣類攝取增加，身體就相對分泌較多的胰島素，形成「高胰島素血症」（Hyperinsulinemia）。過多胰島素通常會產生許多代謝性紊亂的問題，包括使「脂肪細胞」（Adipocytes）存在的一種特別的酵素叫做「脂肪分解酵素」（Lipase），而胰島素會使這個酵素的活性增加，這個酵素過度活化，就會讓脂肪組織分解，產生大量的「游離脂肪酸」（Free Fatty Acids, FFA）進入血液，這些「游離脂肪酸」在胰島素的作用下，就迫使肝臟製造更多的內生性「三酸甘油酯」，透過「極低密度

脂蛋白膽固醇」（VLDL-C），運送到全身，最後的結果就是形成「高三酸甘油酯血症」（註7）。

關鍵概念釐清 02

多吃燕麥導致血中三酸甘油酯上升，是片段、不完整的說法。上升的可能主因是整體的「醣類」攝取量沒有做好控管。同為主食類的燕麥增加，但並未代換或減少其他主食類攝取，相對使胰島素過度分泌，特別是有「代謝症候群」特性的人，過多的胰島素使肝臟製造更多的內生性三酸甘油酯。若改以富含膳食纖維為主（如全穀類或豆莢類）的主食，就可降低脂肪合成的效率，減緩上述問題產生。

　　提高醣類攝取比例，真的會讓三酸甘油酯增加？紐西蘭科學家 Turley 等人在 1998 年發表的研究，則觀察到不同結果。作者強調，「醣類的來源不同，其重要性更勝於醣類占每日總熱量的比例」。該研究針對 38 位成人，以交叉實驗進行，分別給予兩組同熱量的飲食，第一組是「傳統西方飲食」（熱量分配分別為：脂肪占 36%，蛋白質占 18%，醣類占 43%），第二組是「高醣類飲食」（熱量分配分別為：脂肪 22%，蛋白質 6%，醣類占 59%）。每組實驗進行 6 週。這篇研究比較不同的是，第二組雖然是高醣類飲食，但飲食內容增加全穀類、

蔬菜類、適當的水果、豆莢類,並「降低精緻澱粉類」及「精緻單糖」的比例。結果顯示,接受「高醣組飲食」的成人,「血中總膽固醇」(T-CHL)及「低密度脂蛋白膽固醇」(LDL-C)有降低情形,然而,「三酸甘油酯」(TG)的濃度則未如預期的上升(註8)。研究認為,即使醣類的比例增加,但多以富含膳食纖維的食物為主(如全穀類、蔬菜類、適當的水果、豆莢類),並減少其他過度精緻、加工的主食類,如白米飯、麵包、甜食、糕點的分量。以這篇研究結果來看,並不會造成「三酸甘油酯」的增加。

表面上來看,提高每日醣類比例(超過每日總熱量之60%),多數研究顯示會增加血中「三酸甘油酯」,但如果減少醣類中「精緻單糖」或「過度精緻加工主食」,改以取代含有膳食纖維的主食類(如全穀類或豆莢類),反而可以延緩血糖上升,避免短時間內身體分泌過多的胰島素。如此一來,就可以降低脂肪合成的效率,減緩肝臟製造過多的內生性「三酸甘油酯」。

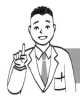

營養師小結論

　　燕麥含豐富的水溶性纖維 β - 聚葡萄糖（β -glucan），依大量科學研究證實，每日攝取超過 3 公克以上 β - 聚葡萄糖（約 60 公克重的生燕麥片），可以降低「血中總膽固醇」及「低密度脂蛋白膽固醇」，有助於降低心血管疾病的患病風險。

　　至於「有些人燕麥片吃多了，可能會讓三酸甘油酯增加」，這樣的說法其實是過於片段的、不完整的。我們必須考量燕麥本身是主食類，以同樣一份主食類來比較，煮熟的即食燕麥片（約 20 公克）約含有 14 公克的總碳水化合物及約 9 公克的膳食纖維，而白飯（約 50 公克）的總碳水化合物約達 20 公克，膳食纖維約 0.3 公克（註9）。因此，我們可別以為燕麥片的好處多多，認為一份燕麥的膳食纖維是一份白飯的 30 倍，就毫無節制的增加攝取。因為我們也不能忽略，「燕麥片所含的澱粉是一般白飯 2/3 的量」。因此，當增加燕麥攝取的同時，其他主食類也要相對減少，如此一來，整體的醣類比例才能控制在每日總熱量 60% 以下的合理範圍。

　　正確來說，應該是「吃燕麥片可以降低膽固醇，但吃燕麥同時，應取代相同的主食類，並注意一整天的主食類的份數是否超量，如果超量，就可能使三酸甘油酯上升。」

　　每天吃適量的燕麥片，有助於降低「血中的總膽固醇」與「低密度膽固醇 -LDL」。美國 FDA 建議，每日至少攝取 3 公克的水溶性纖維 β- 聚葡萄糖，相當於 60 公克的生燕麥片，即可發揮降低血中總膽固醇的作用。

　　不要忽略，燕麥也是主食，增加燕麥同時，也要減少其他主食類攝取，特別是精緻單糖與精緻加工的澱粉，同時避免過度飲酒、減少含糖飲料的飲用。

　　本身有高三酸甘油酯（空腹 > 150 毫克）或有代謝症候群特性的朋友，平日就要做好「主食類替換的平衡原則」。以燕麥片為例：

　　1 份主食類 = 50 公克白飯 = 燕麥片 20 公克。

　　如果中餐吃了一碗燕麥粥（加了 3 份燕麥片 60 公克），事實上就等於吃了 2/3 碗的白飯，這時同一餐就要避免再吃其他的主食類（如麵條、麵包、蛋糕、餃子等），尤其是根莖類植物，更讓人容易忽略澱粉的存在，如南瓜、芋頭、地瓜、蓮藕等，以避免一日的「總碳水化合物」攝取過量。

　　另外，近年燕麥片降低膽固醇的健康知識，形成一股風潮，也帶動食品業者的商機。許多食品業者在產品加了燕麥片，宣稱有助於降低血中總膽固醇，然而實質上，為

了配合商品特性（常見如牛奶、麵粉、餅乾、飲品等），燕麥片經過多次加工，裡面所含的 β-聚葡萄糖分子量變小，黏度也跟著下降。2010 年加拿大科學家 Wolever 等人在研究指出，分子量較小的 β-聚葡萄糖（分子量小於 400），降低膽固醇的作用也可能降低 (註 10)。

　　值得注意的是，市面上宣稱加入燕麥的產品越來越多，而這些產品本身也包含精緻單糖、奶油或香料等食品添加物，反而增多了熱量、油脂及多餘糖分。因此，還是建議以最原始、加工程度越少的燕麥片為優先選擇，可以確保攝取較大分子的「β-聚葡萄糖」，以利燕麥發揮最佳的保健效果。

參考文獻（註）：

1. Othman, R.A. , Moghadasian, M.H., Jones, P.J. (2011). Cholesterol-lowering effects of oat β-glucan. Nutrition Reviews, 69:299-309.

2. Whitehead, A., Beck, E.J., Tosh, S., Wolever, T.M. (2014). Cholesterol-lowering effects of oat β-glucan: a meta-analysis of randomized controlled trials. American Journal of Clinical Nutrition, 100:1413-1421.

3. Code of Federal Regulations Title 21. (2016). U.S. Food & Drug Administration. 網　址： https://www.accessdata.fda.gov/scripts/cdrh/cfdocs/cfcfr/CFRSearch.cfm?fr=101.81

4. Wong, J.M., de Souza, R., Kendall, C.W., Emam, A., Jenkins, D.J. (2006). Colonic health: fermentation and short chain fatty acids. Journal of Clinical Gastroenterology, 40:235-243.

5. Abbasi, F., McLaughlin, T., Lamendola, C., Kim, H.S., Tanaka, A., Wang, T., Nakajima, K., Reaven, G.M. (2000). High carbohydrate diets, triglyceride-rich lipoproteins, and coronary heart disease risk. American Journal of Cardiology, 85:45-48.

6. Hudgins, L.C., Hellerstein, M.K., Seidman, C.E., Neese, R.A., Tremaroli, J.D., Hirsch, J. (2000). Relationship between carbohydrate-induced hypertriglyceridemia and fatty acid synthesis in lean and obese subjects. Journal of Lipid Research, 41:595-604.

7. Parks, E.J. (2001). Effect of dietary carbohydrate on triglyceride metabolism in humans. Journal of Nutrition, 131: :2772S-2774S.

8. Turley, M.L., Skeaff, C.M., Mann, J.I., Cox, B. (1998). The effect of a low-fat, high-carbohydrate diet on serum high density lipoprotein cholesterol and triglyceride. European Journal of Clinical Nutrition, 52:728-732.

9. 食品營養成分資料庫新版。（2015）。衛生福利部食品藥物管理署。網址：https://consumer.fda.gov.tw/Food/TFND.aspx?nodeID=178

10. Wolever ,T.M., Tosh, S.M., Gibbs, A.L., Brand-Miller, J., Duncan, A.M., Hart, V., Lamarche, B., Thomson, B.A., Duss, R.,Wood, P.J. (2010). Physicochemical properties of oat β-glucan influence its ability to reduce serum LDL cholesterol in humans: a randomized clinical trial. American Journal of Clinical Nutrition, 92:723-732.

迷思
18

腎結石、尿路結石的人最好少
喝牛奶與補充鈣片，真的嗎？

🔍 **科學觀點**

從草酸鈣結石的形成因素與飲食預防的生化機制切入探
討，適當攝取鈣質能減少腎結石風險與復發機會。

也許你會聽說

　　大家可能常聽到這樣的說法，「有結石的人最好少吃波菜豆腐湯，因波菜有高草酸，豆腐有鈣，兩者結合變成草酸鈣，吃進身體裡，反而加重結石的症狀」。這樣的迷思至今仍有人深信不疑。甚至，有結石的朋友不敢喝牛奶、優酪乳、或吃起司等含有豐富鈣質的乳製品，更別提如鈣片或額外添加鈣質的營養補充品，擔心多攝取鈣質，可能讓結石情況變得嚴重，因此他們總是小心翼翼地避開高鈣食品。究竟，這樣的飲食迷思是否正確？補充鈣質真的會讓結石惡化嗎？又或者，限制鈣質攝取真的能改善結石症狀嗎？

事實的真相是

　　不論是腎結石或尿路結石，臨床上以「草酸鈣」結石最為常見，其次為「磷酸鈣」結石。這些結石多半是礦物質結晶狀的物質，由礦物質的「鈣」和有機酸的「草酸」或「磷酸」相互結合。臨床上有結石的朋友，多半有「自發性高尿鈣」（Idiopathic Hypercalciuria）或「自發性高草酸尿」（Idiopathic Hyperoxaluria）之現象。造成的原因至今仍不明確，但可能與「個人體質」或「遺傳因素」有關。好發於男性，且通常有家族病史。

　　什麼是「草酸」？「草酸」是一種天然的有機酸，廣泛出

現在植物食品。一般來說，蔬菜（特別是深綠色的蔬菜，如波菜、秋葵）、多數水果（如草莓、橘子、奇異果、藍莓等）、堅果種子、豆類、五穀雜糧根莖（如小麥、地瓜、南瓜）、茶葉（特別是濃茶）、花生、可可、巧克力等，以上食物都含有比較高的草酸。

「限制飲食的鈣質，可以減少體內『草酸鈣』或『磷酸鈣』相互結合的機會，因此可避免讓結石復發或惡化。」這樣的飲食迷思，乍聽之下邏輯似乎合理，但以營養科學及實證醫學的的觀點來分析，這可是錯誤的飲食觀念。

怎麼說呢？其實「真相」與「迷思」正好相反，真相是「低鈣飲食反而會增加結石的風險」。如果我們同時吃了一盤炒波菜跟喝了一杯低脂牛奶，波菜含有高草酸，牛奶含有豐富的鈣，草酸分子大，容易與陽離子結合，多數人的想法是，這自然而然就形成「草酸鈣」，而加重結石症狀。以上這是單純的假設，實際上，卻忽略了人體奧妙及複雜的消化道系統。

陽離子的「鈣」遇「草酸」或「磷酸」，的確會形成「草酸鈣」或「磷酸鈣」，但卻是在進入「排泄系統」（泌尿系統）之前的「消化道」，就已經產生結合，亦即案發現場是「人體腸道」，而不是在尿液的形成當中。「小腸」是負責吸收多數營養素的器官，因此，在腸道中，飲食攝入的「鈣質」會與攝入的「草酸」相互結合，形成較大分子的「草酸鈣」。簡單來說，在小腸中的消化環境，若存在足夠的「鈣質」反而會結合「草酸」或「磷酸」，隨著糞便排出體外。因此，使腸道吸收「草酸」或「磷酸」的量減少，多餘游離的「草酸」或「磷酸」

就不會進入身體的血液循環。因此，飲食中攝取足夠的鈣質，反而是有利於預防及改善結石。

關鍵概念釐清

確保飲食提供足夠的鈣質，在人體腸道與草酸（或磷酸）結合，反而降低游離草酸、磷酸的再吸收，對努力防治「草酸鈣」或「磷酸鈣」結石的朋友來說，是一項經由科學論證的發現。

　　以科學研究來說，多數文獻也已證明了這一點。以下我們就回顧幾篇臨床研究的成果。早在 1997 年一項「流行病學飲食調查」中，就已發現，「鈣質吃得較多的人，腎結石的發生率是下降的」。美國科學家 Curthan 等人，在 1997 年發表的研究中，總共蒐集 91731 位女性成人的「飲食鈣質攝取量」與「腎結石」發生率，經過統計分析，「發現鈣質攝取較高的成人，腎結石之發生率反而呈現較低的趨勢（註1）」。

　　英國科學家 Williams 等人在 2001 年發表的研究中，則以「飲食介入研究」作為探討。作者特別針對曾經診斷為「腎結石」的成人，給予鈣質補充劑（每日 500 毫克的鈣），實驗長達 10 週，並蒐集 24 小時的尿液。作者進一步分析觀察尿液中的「鈣質」與「草酸」的變化量，結果發現，當參加者補充鈣質後，事實上不會提高尿液的「草酸」跟「鈣」比率，反而是在補充鈣質之後，尿液的「草酸」跟「鈣」比率降低。此研究證明一點，「補充鈣質反而是降低尿液中『草酸』與『鈣』的

比率，從而減少草酸鈣的形成（註2）」。

　　基於先前研究的發現，德國科學家 von Unruh 等人在 2004 年發表的研究中，更進一步探討，「飲食中不同含量的鈣質，對人體草酸吸收率的影響」。結果指出，「當飲食中每增加 70 毫克的鈣攝取量，相對可以使人體腸道降低約 1% 草酸的吸收量」。

　　因此，每日攝取足夠的鈣質（一般成人的建議量為 1000 毫克）可使腸道降低吸收 10% 的草酸量。此篇研究成果證明，「腸道中存在足夠的鈣質，會降低草酸的吸收」，同時也表示「低鈣飲食」因為會讓腸道吸收較多的游離草酸或磷酸，反而是導致結石的危險因子（註3）。

　　美國科學家 Heaney 在 2008 年發表的綜合性「回顧文獻」（literature review）則指出，「目前沒有流行病學調查或介入性實驗證明，高鈣飲食會提高腎結石的發生率。與一般民眾認知的迷思恰好相反，高鈣飲食（不論是吃富含鈣質食物或補充鈣片），可以降低腎結石的患病風險（註4）」。

　　「美國國家腎臟協會」（National Kidney Foundation, NKF）在 2014 年的「飲食與腎臟疾病指南」（註5），及隸屬於「美國國家衛生研究院」（NIH）的「糖尿病、消化疾病與腎臟疾病研究中心」（National Institute of Diabetes and Digestive and Kidney Diseases, NIDDK）在 2016 年的「飲食、營養與腎結石指南」（註6），都一致表示，「飲食中攝取足夠的鈣質，可以預防、降低腎結石的發生。特別的是，如果三餐之間都提供足夠的鈣質，也就是平均分散，不要集中在某一

餐,更可以有效減少腸道對草酸或磷酸的再吸收,進而降低結石惡化或復發的風險（註 7）」。

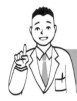

營 養 師 小 結 論

綜合「流行病學調查」與「飲食介入研究」的結果指出,攝取鈣質不會讓結石惡化,有腎結石或尿路結石的人,確保飲食有足夠鈣質（一般成人每日鈣質建議量為 1000 毫克）,可以減少腸道對游離「草酸」或「磷酸」的再吸收,避免游離的「草酸」或「磷酸」透過腸道吸收進入血液循環,進而減少結石風險與復發的機會。

喝低脂牛奶或吃乳製品（低脂優格、無糖優酪乳、低脂起司最好）是最簡單的補鈣方法,每天建議至少喝兩杯低脂奶（一杯約 240 c.c.）。多選擇鈣質豐富的食品也是不錯的補充方式,如芝麻、深綠色蔬菜、營養強化的穀類、麥片、小魚乾等。若飲食達不到目標,必要時,適當補充「鈣片」或「額外添加鈣質之補充食品」;但長期來說,仍以「均衡飲食」為優先考量。

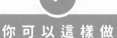

你可以這樣做

　　防治腎結石或尿路結石形成，首先，需依照結石的化驗結果，透過專業醫療判定屬於哪種成分之結石。例如：若是尿酸過高造成結晶結石，就要選擇「低普林飲食」。依結石的種類調整飲食，對症下藥，才是正確之道。本篇迷思以大眾最常見的「草酸鈣」、「磷酸鈣」結石為例，依美國國家腎臟協會於 2014 年公布的「飲食與腎臟疾病指南」（註5），及美國國家衛生研究院的「糖尿病、消化疾病與腎臟疾病研究中心」在 2016 年公告的「飲食、營養與腎結石指南」（註6），彙整七項防治腎結石之飲食原則如下。

防治腎結石飲食之七大原則

1. 減少「鹽分」及「鈉」的攝取

鈉是一種礦物質，是鹽分（氯化鈉）的成分之一。有些專家認為，飲食攝取過多鹽分，當多餘的鈉不被人體吸收，即從尿液排泄，被認為可能增加尿鈣濃度，就有可能增加結石的沉澱與結晶。

2. 注意維他命 B6 是否攝取足夠

維他命 B6 參與體內草酸的代謝，維他命 B6 不足的情況下，可能使體內草酸的濃度增加。

3. 限制「動物性」蛋白質攝取

動物性蛋白質，如一般的紅肉、海鮮、動物內臟、蛋及乳製品。部分研究顯示，動物性蛋白質攝取過多，也可能造成尿鈣質濃度上升。因此，減少動物性蛋白質，適時增加植物蛋白質是一個比較理想的做法，如適時以豆類製品、豆莢類取代肉類。

4. 攝取足夠的鈣質

以臺灣民眾的膳食營養素參考攝取量，每日需攝取 1000 毫克的鈣。基於大量科學實證支持，來自飲食或膳食補充品的鈣，可以降低人體腸道對游離「草酸」、「磷酸」的吸收，有助於減少腎結石的發生及復發。

5. 避免高草酸攝取

不必嚴格過度限制草酸，因大多數的植物、蔬菜水果、堅果種子、茶都含有草酸，但這些都是有助於健康、營養價值高的食物。只要避免大量攝取（少喝濃茶），都是可接受的範圍。鼓勵餐食之間多攝取含鈣豐富的食物，可以減少腸道對草酸的吸收。

6. 每日建議攝取 2500 c.c 以上液體或水分

增加液體、水分攝取，盡可能保持在 2500 c.c. 以上，主要在於增加排尿量，使每日尿液排泄能大於 2000 c.c.。大量的排尿是關鍵，可以稀釋、降低尿液中的鈣質、草酸沉澱，避免過度濃縮結晶。

7. 避免補充高單位的維他命 C

人體每日所需的維他命 C 只需 100 毫克即已足夠。沒有必要攝取高單位的維他命 C（市面上很多產品都是 500 毫克或 1000 毫克的劑量，這些已超出人體的實際需求太多）。過多的維他命 C，在人體的代謝過程後會形成草酸，對部分敏感體質的人而言，就可能提升高草酸尿症的風險。

參考文獻（註）：

1. Curhan, G.C., Willett, W.C., Speizer, F.E., Spiegelman, D., Stampfer, M.J. (1997). Comparison of dietary calcium with supplemental calcium and other nutrients as factors affecting the risk for kidney stones in women. Annals of Internal Medicine, 126:497-504.

2. Williams, C.P., Child, D.F., Hudson, P.R., Davies, G.K., Davies, M.G., John, R., Anandaram, P.S., De Bolla, A.R. (2001). Why oral calcium supplements may reduce renal stone disease: report of a clinical pilot study. Journal of Clinical Pathology, 54:54-62.

3. von Unruh, G.E., Voss, S., Sauerbruch, T., Hesse, A. (2004). Dependence of oxalate absorption on the daily calcium intake. Journal of the American Society of Nephrology, 15:1567-1573.

4. Heaney, R.P. (2008). Calcium supplementation and incident kidney stone risk: a systematic review. Journal of the American College of Nutrition, 27:519-527.

5. Eating, det, & ntrition for kdney sones cn what I eat help prevent future kidney stones? (2016). NIH National Institute of Diabete and Digestive and Kidney Diseases. 網址：https://www.niddk.nih.gov/health-information/urologic-diseases/kidney-stones/eating-diet-nutritio

6. Diet and kidney stones. (2014). National Kidney Foundation (NKD). 網址：https://www.kidney.org/atoz/content/diet

7. Finkielstein, V.A., Goldfarb, D.S. (2006). Strategies for preventing calcium oxalate stones. Canadian Medical Association Journal, 174:1407-1409.

迷 思

19

只要多補充鈣質,就能預防、
改善骨質疏鬆症了嗎?

由維持健康骨骼的相關營養素與流行病學的調查分析,
可得知保持適當運動與正確飲食才是根本之道。

也許你會聽說

大家都說：「要預防骨質疏鬆，只要『補鈣』就好。」因此每天規定自己至少喝兩杯牛奶、吃麵包時順便夾一片起司片，也有人選擇吃鈣片，或吞食、沖泡「鈣補充包」。然而，更多人認為年輕就是本錢，正值 30 到 35 歲的壯年時期剛好是骨質密度的最高峰，因此用不著特別補鈣。直到做過「骨密度」的測量後才赫然發現，原來自己的骨質密度低於標準範圍，渾然不知自己已是骨質疏鬆症的高危險群，再不好好注意，「骨質疏鬆症」將提早到來。於是許多人在一知半解的情況下，盲目花了大把銀子買下不少鈣片補充劑，總以為多補鈣，就可以遠離「骨質疏鬆症」。

事實的真相是

「骨質疏鬆症」一直以來是公共健康存在的營養問題，特別是接近更年期或更年期後的女性，隨著女性荷爾蒙改變（如雌激素降低），對骨骼形成與正常代謝也失去了保護作用。骨質分解的速度大於骨質的合成作用，因此，年過 50 歲的女性朋友，骨質疏鬆症的比例明顯高於男性。

骨質疏鬆症的兩個特徵是「全身系統的骨骼結構改變」及「骨質密度降低」。因骨質失去了成長平衡，骨骼存在的「破骨細胞」（Osteoclasts）的溶解速度（又稱為再吸收）大於「成

骨細胞」（Osteoblast）的骨質更新速度。

　　簡單來說就是，「骨骼溶解大於合成」。最後造成骨質流失、使骨密度降低，嚴重的骨密度降低就會使骨頭變薄脆，易發生骨折的風險。

　　一般臨床使用「雙能量 X 光吸收儀器」（DEXA）測量骨密度，當測量值大於「-2.5」以上時，即被定義為「骨質疏鬆症」。而「-1」到「-2.5」之間則是表示骨質減少，低於正常平均值。

　　其實，「骨質疏鬆症」對健康最大的威脅莫過「骨密度降低而使骨骼組織產生空洞」，這時骨頭就會變得較薄、易脆，只要稍微受到外界物理性的撞擊，就容易發生骨折。而後續耗費在骨折治療的金錢及精力，是非常可觀的。

　　其次，骨質密度降低會使骨骼結構改變，最常見的就是「脊椎骨」的彎曲與變形，導致身形變小，身高縮水，背部難以挺直，並有嚴重的「駝背」現象。在臺灣農村或日本鄉村地區，可以看到不少嚴重駝背、背部無法挺直的高齡婦女，這就是嚴重的「骨質疏鬆症」。

　　除了「脊椎骨」之外，因骨質密度降低而受到影響的骨骼也包括其他部位，如位於骨盆腔附近的「髖骨」或「手腕骨」，這些部位也非常容易發生骨折。

　　在整個生命期的骨骼代謝中，雖然我們無法避免「老化」造成的骨質流失（大約 30~35 歲以後，其速度是每 10 年增加 10% 的骨質流失率，同時，骨骼的更新也會產生停滯）。但是我們可以透過飲食調整及營養補充，來延緩或降低「骨質疏

鬆症」發生的風險。

關鍵概念釐清　01

要預防骨質疏鬆，首要條件就是維持良好的骨質密度。光「補鈣」只對了一半。骨骼保健飲食的首要目標是確保每日攝取足夠的「鈣質」與「維他命 D」。一般成人每日鈣質需 1000 毫克，維他命 D 需 5 微克。但是 50 歲以上中、老年人，因老化因素，可能降低體內維他命 D 的製造，因此每日的「維他命 D」的攝取反而要提高到至 10 微克。

　　說到骨骼保健，大家第一個想到都是「補充鈣質」。的確，全身 99% 的鈣質都儲存在牙齒和骨骼。骨骼主要是由鈣、磷、鎂、鉀等無機礦物質與碳酸鹽類及蛋白質組合而成。鈣質就如同建造房屋的磚塊，沒有足夠的磚塊，就無法建立一道牆來支撐起整個房子。

　　但是，蓋房子不是只有磚塊而已，其他的鋼筋、水泥、天花板等也同樣重要，所以，光補鈣質對預防或改善「骨質疏鬆症」來說，其實是不夠的。

　　鈣質的另一好幫手就是「維他命 D」。「鈣」與「維他命 D」兩者相輔相成，密不可分。「英國國家骨質疏鬆症學會」（the National Osteoporosis Guideline Group, NOGG）在 2017 年公布

最新版的「骨質疏鬆症之治療指引」（NOGG 2017: Clinical guideline for the prevention and treatment of osteoporosis）特別強調，「每日攝取足夠的『維他命 D』及『鈣質』，是防治『骨質疏鬆症』的重要根本之一（註 1）」。

依「國人膳食營養素參考攝取量」（DRIs）之建議，「成人每日的鈣質攝取建議量是 1000 毫克，維他命 D 是 5 微克（約 200 IU 國際單位）」。

一般來說，我們可以透過飲食及多曬太陽，讓皮膚上的膽固醇受到光線刺激後，透過一連串的生化步驟，經由肝臟、腎臟的代謝來自行製造維他命 D。所以，維他命 D 又有「陽光維他命」的稱號。

但有研究指出，老化因素可能讓體內自行製造「維他命 D」的效率降低，大約是年輕人的一半而已（註 2）。因此，國際上多數營養專家都積極建議，「50 歲以上中老年人，維他命 D 的攝取必須再提高，每日應攝取 10 微克（約 400 IU 國際單位）」。

以營養生化觀點來說，維他命 D 是人體利用鈣質的好幫手，這點是無庸置疑的。維他命 D 可以增加腸道對鈣質的吸收率、減少腎臟排泄鈣質等，幫助身體保存更多的鈣質。挪威科學家 Graff 等人在 2010 年發表的研究中，以「隨機對照試驗」模式的研究（Randomized Controlled Trials, RCTs），針對 122 位更年期婦女，補充為期 12 週，每天 20 微克的維他命 D（約 800 IU 國際單位），實驗結果顯示，額外的維他命 D 補充可以明顯增加骨質密度（註 3）。

　　澳洲科學家 Meier 等人在 2004 年發表的研究中，針對接觸日照時間較短的高緯度地區（如德國的西南部）共 55 位成人進行一項追蹤調查。在第一年的冬天期間（10 月~4 月）給予每天 12.5 微克的維他命 D（約 500 IU 國際單位）及 500 毫克鈣質的補充。

　　實驗結束後，並進行長達一年的追蹤，結果發現，維他命 D 與鈣質的補充對骨骼代謝產生了影響，包括：在第一年觀察到「腰椎骨」及「股骨」的骨骼分解速率（bone turn over）顯著降低 0.3~0.9%，顯示同時補充維他命 D 與鈣質可以改善骨質的代謝平衡，減緩骨質流失。而進行一年追蹤後，也發現「腰椎骨」及「股骨」的骨密度都顯著地增加（註4）。

關鍵概念釐清 02

除了「鈣」與「維他命 D」之外，確保攝取足夠的其他微量營養素（如：維他命 C、維他命 K、鎂），並控制某些營養素的攝取，如過多的蛋白質、過多的鈉（或鹽分）。如非必要，也要避免使用維他命 A 的單一補充劑。透過以上原則，才能發揮骨骼保健飲食的意義。

　　除了前面提到的「維他命 D」跟「鈣」之外，事實上，其他營養素對骨骼保健也同樣重要。「國際骨質疏鬆症學會」

（the International Osteoporosis Foundation, IOF）在 2017 年的
「骨質疏鬆症飲食預防方針」提到了一個重要觀念，「透過全
方位的飲食管理，是維持骨骼健康的關鍵」。

　　包含「維他命D」跟「鈣」，其他微量營養素（如維他命K、
C、鎂），以及重要的飲食原則如 (1) 避免過多的鈉（或鹽分）
攝取；(2) 適當蛋白質攝取；(3) 避免攝取超出建議量的維他命
A。以上都是有助於骨骼密度的維持 (註5)。分別說明如下：

1. 避免過多的鈉（或鹽分）攝取

當飲食中的鈉攝取過多時，可能加速人體流失鈣質；鈉攝
取增加，被認為會使腎臟對鈣質再吸收的能力降低，導
致鈣質隨同尿液排泄而流失。早在 1995 年，澳洲科學家
Devine 等人針對 124 位停經後婦女，進行長達 2 年的追蹤
調查發現，當尿液中的鈉量增加時（飲食中的鈉攝取超出
人體需求時，多餘的鈉不會被腎臟再吸收到身體裡，這些
鈉就會隨著尿液而排泄），會影響婦女的髖骨與腳踝的骨
質密度，也連帶提高尿鈣量，可能不利於骨質密度的維持 (註
6) 。而每日鈉（或鹽分）的攝取要避免超過多少，才是合
理的呢？依據美國心臟病協會（AHA）建議，成人每天鈉
的攝取量以不超過 2400 毫克為宜，相當於 6 公克的食鹽（約
1 茶匙）。

2. 適當攝取蛋白質，過多蛋白質不利鈣質保存

足夠的蛋白質攝取對骨骼健康是有幫助的，生理學上，因
為骨骼進行骨質新生時，也就是進行「礦化作用」（Bone

Mineralization），會需要蛋白質的參與。以健康成人來說，蛋白質的需要量是「每公斤理想體重的 0.8~1.0 公克」，相當於每日約 50~60 公克的蛋白質。但一般認為，過多的蛋白質攝取如同前面提到的鈉（鹽分）一樣，會增加尿液中鈣質的排泄，減少身體保存鈣質。

美國科學家 Cao 等人在 2011 年發表的研究中，進行一項「隨機交叉試驗」（Randomized crossover study）模式，共針對 16 名停經後婦女給予不同比例的動物性蛋白質，分別是「正常蛋白質組」（每日 61 公克）與「高蛋白質組」（每日 118 公克），進行為期 7 週的飲食介入，實驗結束後的結果顯示，「相較於『正常蛋白質組』，『高蛋白質組』的尿液中，所流失的鈣質要明顯高出許多」。這項研究證明了「高蛋白質飲食」，特別是來自動物性蛋白質的肉類，可能降低腎臟對鈣質的再吸收，導致尿鈣量增加，不利於體內鈣質的保存 (註7)。

3. 避免攝取過量的維他命 A

以科學證據來說，維他命 A 與「骨質疏鬆症」的關係其實還是有爭議性的。主要是有些研究發現，一天攝取的維他命 A 如果超出每日建議攝取量時（每日建議量為：男性成人 600 微克；女性成人 500 微克），可能不利於骨質密度，並增加骨折的風險。但是不同的流行病學調查都顯示不一致的結果。例如：美國科學家 Lim 等人在 2004 年發表的研究，以大型流行病學調查的方式，針對美國愛荷華州的停經婦女共 34703 位，調查維他命 A 攝取量情況與髖部骨折、

全身性骨質的風險關係。結果顯示，「透過維他命 A 補充劑攝取的婦女，得到髖部骨折的風險機率是沒有補充者的 1.18 倍，不過其他部位的骨折則沒有風險關係存在（註8）」。相反的，墨西哥科學家 Caire-Juvera 等人在 2009 年的發表研究中，同樣也是以大型流行病學研究，調查 75747 位停經後婦女的維他命 A 攝取與骨折的風險關係。結果顯示，「維他命 A 攝取量的多寡與骨折並不存在風險關係（註9）」。雖然以上兩篇研究有不同的結果，但維他命 A 是脂溶性維他命，因此容易蓄積在身體，不容易排除，通常維他命 A 高於建議量的 2~3 倍時，就易有中毒風險，包括：對肝臟產生毒性、產生噁心、身體不適症狀。因此，若沒有必要，不要貿然攝取維他命 A 的單一補充劑，並注意補充「綜合維他命」或其他保健食品時，可能也存在「維他命 A」，食用前不妨可以簡單計算總量，依照每日男性成人建議量為 600 微克，女性為 500 微克來衡量。另外，避免食用過多的動物肝臟，如此一來，就可避免過量維他命 A 的攝取。

4. 攝取足夠的維他命 C

「維他命 C」對骨骼蛋白質的合成非常重要。維他命 C 是身體製造膠原蛋白時所需要的營養素，前面提到，健康骨骼的組成主要是鈣、磷、鎂、鉀等無機礦物質與碳酸鹽類，再來就是一些蛋白質，其中膠原蛋白就占了 80~90% 的比例。美國科學家 Sahni 等人在 2009 年發表的研究中，以大型流行病學調查的方式，針對 958 位平均 75 歲老年人，分析飲食中維他命 C 的攝取狀況（包含一般食物及營養補充

劑）與骨折發生率之間的關係，結果顯示，「維他命 C 攝取較高的老年人，在非脊椎性的骨折與髖部骨折部分，其發生率都呈現比較低的情況」。因此，這篇研究顯示，攝取充足的維他命 C 對於骨骼健康是有保護作用的（註 10）。我國對成人維他命 C 的每日建議攝取量，不論男、女性都是 100 毫克。

5. 攝取足夠的維他命 K

骨骼中 80~90% 的蛋白質是膠原蛋白，此外，其他少部分的蛋白質包括「骨鈣素」（Osteocalcin）及「基質 Gla 蛋白質」（Matrix Gla Protein）。營養學上，這兩種蛋白質對於骨骼的建造都非常重要，主要是協助鈣質進行「礦化作用」，骨骼的更新。而當維他命 K 攝取不足時，就會影響人體對這兩種蛋白質的製造，不利骨骼健康。美國科學家 Booth 等人在 2000 年及 2003 年發表的研究中，以大型流行病學調查 2591 位成人的飲食狀況。結果指出，「飲食中維他命 K 攝取較低的女性，股骨與脊柱骨的骨密度觀察到明顯較低的現象」。這篇研究顯示，「飲食中的維他命 K 攝取不足，可能不利於骨質密度的維持，並且增加髖骨骨折的風險（註 11、12）」。我國對一般成人維他命 K 的每日建議攝取量，男性是 120 微克，女性是 90 微克。

6. 攝取足夠的鎂

骨骼組成的成分包含鈣、磷、鎂、鉀等無機礦物質類。因此，鎂也參與骨骼的「礦化作用」，是骨骼的更新與建造過程中，不可或缺的礦物質之一。美國科學家 Orchard 等人

在 2014 年發表的研究中，以大型流行病學調查的方式，針對 73684 位停經後婦女，評估飲食中的鎂攝取與骨質密度之間的風險關係。結果指出，「相較於鎂攝取較低的婦女，攝取較高的婦女，其髖骨的骨質密度明顯地高出 3%，而全身的骨質密度則要高出 2%」。這篇研究顯示，「鎂攝取不足的婦女，可能傾向發展成較低的骨質密度（註 13）」。臺灣對一般成人「鎂」的每日建議攝取量，男性是 380 毫克，女性是 320 毫克。

綜合以上，我們可以發現，多數的研究對象都是聚焦在「老化」與「停經後婦女」，因為這類族群是骨質流失的高危險群。要有健康的骨骼，減少骨質流失是首要目標，其次是逐步增加骨質密度。「維他命 D」與「鈣」因直接參與骨骼的代謝平衡，所以確保這兩項營養素的足夠攝取，是骨骼保健的首要目標。

另外，可別以為補充鈣質與維他命 D 是中、老年人的專利，在整個生命期中，不論是兒童期、青春期、成人期乃至於中、老年期，攝取足夠的鈣質與維他命 D 可以幫助體內的骨質密度達到高峰，簡單來說，就是一種對健康骨骼的投資，「及早儲蓄你的骨本」。

通常到 30~35 歲後，骨質密度高峰隨之下降，當骨骼代謝失去平衡時，倘若能於早年儲存較高的骨質密度，對於晚年的骨質流失將可產生保護作用，特別是針對接近更年期的婦女朋友。所以從年輕時，就要好好保養自己，「補鈣」趁早開始。

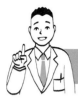

營養師小結論

　　維持良好的骨質密度，並減少骨質流失，是防治「骨質疏鬆症」的關鍵。所以，光補充鈣質只對了一半。「維他命 D」與「鈣」因直接參與骨骼的代謝平衡，所以確保這兩項營養素的足夠攝取是首要目標。

　　其他營養素也對骨骼有保護作用，同樣也不能忽略。美國科學家 Nieves 在 2005 年針對「微量營養素與骨質疏鬆症」之綜合性的「回顧文獻」，提供了一項實用的飲食建議，那就是「每日最好攝取 5 份蔬果（同時至少 2 份是深綠色蔬菜，並且適當地使用植物油，才能確保維他命 K 的來源是足夠的）」。事實上，攝取 5 份蔬果，大多可以涵蓋對骨骼健康有利的微量營養素，如維他命 C、維他命 K、鎂及鉀（註 14）。

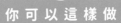

　　維持健康骨骼沒有捷徑，選擇適當的運動與正確飲食才是根本之道。飲食部分，平日注意哪些食物含有對「骨骼健康」的營養素，並鼓勵多攝取其來源，可參考下頁「防治骨質疏鬆症的相關營養素與飲食對策」。

　　除了前面提到的飲食原則之外，英國國家骨質疏鬆症學會在 2017 年公布最新版的「骨質疏鬆症治療指引」，更強調「生活形態調整」有三大原則：

- 原則 1：增加、培養規律的「負重運動」。建議每週至少 3 次，每次 30 分鐘。所謂的「負重運動」就是讓骨頭承載重量，可以是身體自己的重量或者物體重量。規律的「負重運動」有助於增加骨質密度，並增加肌肉張力。常見的負重運動如爬樓梯、步行、慢跑、舉重、跳舞、打羽毛球、網球等。
- 原則 2：限制酒精攝取。男性每日以 2 個酒精當量為限，女性每日以 1 個酒精當量為限（參考第 204 頁）。
- 原則 3：有抽煙的朋友，請務必戒煙。

防治「骨質疏鬆症」的相關營養素與飲食對策

鈣 質

每日的建議攝取量

所有成人：1000 毫克

骨骼相關生理功能

1. 骨骼進行更新與礦化作用的主要礦物質之一，骨骼也是儲存鈣質場所（人體高達 99% 的鈣質都儲存在骨骼）。
2. 維持骨骼與牙齒正常的功能。
3. 骨骼存在的鈣含量與骨密度有正相關性。

良好的食物來源

1. 乳製品類：包含牛奶、優格、起司等。
2. 海鮮類：鮭魚、沙丁魚（帶骨）、小魚乾（帶骨）、蝦米、蛤蜊、牡蠣等。
3. 蔬菜類：深綠色蔬菜，如高麗菜、花椰菜、甘藍等。
4. 豆類：豆花、豆腐（尤其是傳統豆腐，使用碳酸鈣凝結，通常含鈣量較高）。
5. 其他：添加鈣質營養強化的奶粉、穀類、果汁等。

維 他 命 C

每日的建議攝取量

所有成人：100 毫克

骨骼相關生理功能

幫助膠原蛋白合成，膠原蛋白是骨骼存在最多的蛋白質，支持結締組織的生長與發育。

良好的食物來源

可生食的水果是維他命 C 最佳的來源，特別是柑橘類水果，如柳橙、檸檬、橘子等。櫻桃、草莓、奇異果、芭樂、葡萄柚等都富含維他命 C。蔬菜如：花椰菜、甘藍、青椒、甜椒類。

鎂

每日的建議攝取量

男性成人：380 毫克
女性成人：320 毫克

骨骼相關生理功能

鎂也參與骨骼的礦化作用，是骨骼的更新與建造過程中，不可或缺的礦物質之一。

良好的食物來源

廣泛存在多種食物及飲料。核果、堅果類（杏仁、核桃等）、全穀類（燕麥、大麥等）、綠色蔬菜類多半含有鎂，如黃豆、可可、胡蘿蔔等。

維他命 D

每日的建議攝取量

19~50 歲成人：

5 微克（約 200 IU 國際單位）

51 歲以上成人：

10 微克（約 400 IU 國際單位）

骨骼相關生理功能

1. 提升身體利用鈣質的效率。
2. 增加腸道對鈣吸收。
3. 減少腎小管排泄鈣質，以利身體保存較多的鈣。

良好的食物來源

1. 適當的日照每週至少 3~4 次，每次約 5 分鐘，部位包括手臂、脖子，讓陽光可以刺激皮膚，讓體內製造維他命 D，是最經濟、方便的方法。
2. 維他命 D 的食物來源，以動物性食品居多，如動物內臟（肝臟）、牛肉、蛋黃、及部分鹹水魚類如鮭魚、鮪魚、沙丁魚、鯡魚等。
3. 添加維他命 D 營養強化的食物，如牛奶、人造奶油、早餐即食穀類也是不錯選擇。

維他命 K

每日的建議攝取量

男性成人：120 微克
女性成人：90 微克

骨骼相關生理功能

骨骼中，有兩種重要的蛋白質合成必需依賴維他命 K，分別是「骨鈣素」（Osteocalcin）及「基質 Gla 蛋白質」（Matrix Gla Protein）。

以上兩種蛋白質對於骨骼建造非常重要，主要協助鈣質進行礦化作用與骨骼更新。

良好的食物來源

1. 維他命 K 最豐富的來源是深綠色的蔬菜類及部分豆類。如綠花椰菜、甘藍、波菜、芥菜、高麗菜、萵苣、蘆筍等。
2. 豆類：綠色豆類、扁豆、豌豆、黃豆。
3. 非熱帶種子之植物油：橄欖油、菜籽油、大豆沙拉油、葵花油等。

小叮嚀：同時注意三大飲食原則

1. 避免過多的鈉（或鹽分）攝取。

   依據美國心臟病協會（AHA）建議，成人每天鈉的攝取不超過 2400 毫克為宜，相當於 6 公克的食鹽（約 1 茶匙）。

2. 適當蛋白質攝取。

   過多蛋白質不利鈣質保存，增加尿中鈣質流失。一般成人每日 蛋白質的建議範圍是 50~60 公克，相當每日 2 杯低脂奶製品， 以及 3~4 份的豆魚肉蛋類＋其他五穀根莖類＋蔬菜類，也含有 些許蛋白質。

3. 避免攝取過量的維他命 A。

   如非必要，應避免攝取單一的維他命 A 補充品（如魚肝油）， 也要避免食用過多的動物肝臟。

參考文獻（註）：

1. Compston, J., Cooper, A., Cooper, C., Gittoes, N., Gregson, C., Harvey, N., Hope, S., Kanis, J.A., McCloskey, E.V., Poole, KES., Reid, D.M., Selby, P., Thompson, F., Thurston, A., Vine, N. National Osteoporosis Guideline Group (NOGG). (2017). UK clinical guideline for the prevention and treatment of osteoporosis. Archives of Osteoporosis, 12:43. 24 Pages.

2. MacLaughlin, J., Holick, M.F. (1985). Aging decreases the capacity of human skin to produce vitamin D3. Journal of Clinical Investigation, 76:1536-1838.

3. Graff, I.E, Øyen, J., Kjellevold, M., Frøyland, L., Gjesdal, C.G., Almås, B., Rosenlund, G., Lie, Ø. (2016). Reduced bone resorption by intake of dietary vitamin D and K from tailor-made Atlantic salmon: A randomized intervention trial. Oncotarget, 7:69200-69215.

4. Meier, C., Woitge, H.W., Witte, K., Lemmer, B., Seibel, M.J. (2004). Supplementation with oral vitamin D3 and calcium during winter prevents seasonal bone loss: a randomized controlled open-label prospective trial. Journal of Bone and Mineral Research, 19:1221-1230.

5. Osteoporosis & musculoskeletal disorders - osteoporosis – prevention. (2017). International Osteoporosis Foundation. 網址：https://www.iofbonehealth.org/nutrition

6. Devine,A., Criddle, R.A., Dick, I.M., Kerr, D.A., Prince, R.L. (1995). A longitudinal study of the effect of sodium and calcium intakes on regional bone density in postmenopausal women. American Journal of Clinical Nutrition, 62:740-745.

7. Cao, J.J., Johnson, L.K., Hunt, J.R. (2011). A diet high in meat protein and potential renal acid load increases fractional calcium absorption and urinary calcium excretion without affecting markers of bone resorption or formation in postmenopausal women. Journal of Nutrition, 141:391-397.

8. Lim, L.S., Harnack, L.J., Lazovich, D., Folsom, A.R. (2004). Vitamin A intake and the risk of hip fracture in postmenopausal women: the Iowa Women's Health Study. Osteoporosis International, 15:552-559.

9. Caire-Juvera, G., Ritenbaugh, C., Wactawski-Wende, J., Snetselaar, L.G., Chen, Z. (2009). Vitamin A and retinol intakes and the risk of fractures among participants of the Women's Health Initiative Observational Study. American Journal of Clinical Nutrition, 89:323-330.

10. Sahni, S., Hannan, M.T., Gagnon, D., Blumberg, J., Cupples, L.A., Kiel, D.P., Tucker, K.L. (2009). Protective effect of total and supplemental vitamin C intake on the risk of hip fracture--a 17-year follow-up from the Framingham Osteoporosis Study. Osteoporosis International, 20:1853-1861.

11. Booth, S.L., Tucker, K.L., Chen, H., Hannan, M.T., Gagnon, D.R., Cupples, L.A., Wilson, P.W., Ordovas, J., Schaefer, E.J., Dawson-Hughes, B., Kiel, D.P. (2000).　Dietary vitamin K intakes are associated with hip fracture but not with bone mineral density in elderly men and women. American Journal of Clinical Nutrition, 71:1201-1208.

12. Broe, K.E., Gagnon, D.R., Tucker, K.L., Hannan, M.T., McLean, .R., Dawson-Hughes, B., Wilson, P.W., Cupples, L.A., Kiel, D.P. (2003). Vitamin K intake and bone mineral density in women and men. American Journal of Clinical Nutrition, 77:512-516.

13. Orchard, T.S., Larson, J.C., Alghothani, N., Bout-Tabaku, S., Cauley, J.A., Chen, Z., LaCroix, A.Z., Wactawski-Wende, J., Jackson, R.D (2014). Magnesium intake, bone mineral density, and fractures: results from the Women's Health Initiative. American Journal of Clinical Nutrition, 99:926-933.

14. Nieves, J.W. (2005). Osteoporosis: the role of micronutrients, American Journal of Clinical Nutrition, 81:1232S-1239S.

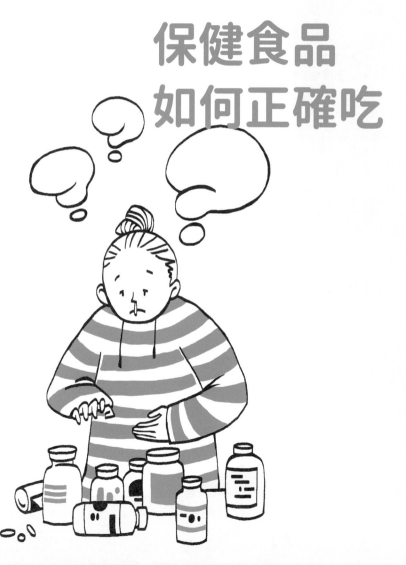

Chapter 4

保健食品
如何正確吃

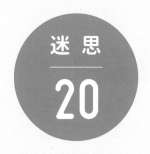

迷 思
20

聽說吃維他命 B 群可以改善
疲勞，有科學理由支持嗎？

Ｑ　科學觀點

從維他命 B 群對熱量代謝的重要性談起，正確做法是
找出引發疲勞感的原因並解決，而非依賴單一營養素補
充。

？ 也許你會聽說

　　Ken 在辦公室打了個大呵欠，旁邊的同事見狀遞了一罐維他命 B 群説道：「昨晚又加班了，對吧？吃點 B 群吧，會讓你比較有精神喔！」Ken 不疑有他，乖乖吃了，過了數週，Ken 向同事反應：「你上次給我吃了 B 群之後，好像真的比較有精神呢！就算前一晚加班，隔天早上也不會像以前那樣疲倦、想打瞌睡。」白天想打瞌睡，睏意十足，除了嚼口香糖、喝咖啡提神外，「吃點維他命 B 群，會讓你比較有精神一點！」辦公室同事口耳相傳，不免讓人躍躍欲試。但究竟，要吃多少的量，要吃多久的時間，才會改善疲勞不適的感覺？為什麼有些人吃了覺得有幫助，也有些人吃了卻沒有特別的感受？吃維他命 B 群，是否真的可以改善疲勞，提振工作精神？這項飲食迷思背後是否有科學根據的支持呢？

事實的真相是

　　若仔細觀察，市面上販售的「提神或能量飲料」，都有添加維他命 B 群。其實它是泛指一群水溶性的維他命，營養學上主要分為八種，包括：(1) 維他命 B1（又稱硫胺素）；(2) 維他命 B2（又稱核黃素）；(3) 維他命 B3（又稱菸鹼素）；(4) 維他命 B6；(5) 葉酸；(6) 維他命 B12；(7) 生物素及 (8) 泛酸（又稱本多酸）。

　　正因為維他命的種類非常多種，因此我們簡稱以上八種水溶性維他命為「維他命 B 群」（Vitamin B Complex）。這些維他命對人體的生理功能非常重要，簡單來說，主要是讓人體的代謝正常，維持正常生理機能。尤其，當我們講到有助於「降低疲勞感」及「恢復精神」時，在這當中最受矚目的生理功能，莫過於多數維他命 B 群都參與能量的「代謝與轉換」。我們從日常飲食中吃進去的「脂肪」、「蛋白質」及「碳水化合物」，這些能夠產生熱量的「三大營養素」，必須經過「代謝」（Metabolism），轉化為能量，才能有效地被身體利用，以滿足日常的生理活動，維持生命。

　　我們可以將「維他命 B 群」當作是「信號燈」，而產生

關鍵概念釐清　01

維他命 B 群的生理功能非常廣泛，包括「造血作用」（如葉酸、維他命 B6 及 B12 參與紅血球的製造）、「細胞生長與發育」（如生物素與葉酸）等，其中被認為有助於「改善疲勞」、「恢復精神」，莫過於多數的維他命 B 群（如維他命 B1、B2、維他命 B6、菸鹼素、泛酸、生物素）。因為這些維他命直接參與「能量代謝與轉換」的功能，負責將產生能量的三大營養素，即「脂肪」、「蛋白質」及「碳水化合物」，順利地轉化為能量，以提供身體細胞使用。

熱量的三大營養素「蛋白質」、「脂肪」及「碳水化合物」當成是一輛又一輛載滿貨物的卡車。信號燈需發揮作用,指揮、協助車輛前進,這樣卡車才能順利到達目的地。從車上卸貨的過程中,就如同是「一種能量的釋放」,以提供人體各組織來使用。如果我們體內的維他命 B 群不足,就會讓「信號燈」的運轉異常。我們每天都在進食,三大營養素的「蛋白質」、「脂肪」及「碳水化合物」是不間斷地供應進來,就如同一輛又一輛的卡車駛進到身體裡。但如果維他命 B 群來源不夠,使部分的「信號燈」無法順利運轉,結果造成交通阻塞、卡車無法卸貨,因此,人體在能量的轉換過程中,就會有所阻礙。最後的結果是,人體細胞無法充分地利用能量,自然而然,我們就容易出現倦怠、沒有精神的症狀。

　　維他命 B 群是水溶性的特質,除了吸收與消化不需仰賴油脂之外,與「脂溶性維他命」(A、D、E、K)不同的是,水溶性維他命不能被大量儲存在身體裡。因此,維他命 B 群必須每天從飲食中攝取。維他命 B12 是個例外,人體可以透過「腸肝循環」再回收,通常可以維持好幾個月的使用量。

　　只要我們每天攝取足夠的維他命 B 群,維持良好營養狀況,就可以大幅減少因維他命 B 群不足而產生的「倦怠感」及「疲勞感」。英國科學家 Heap 等人早在 1999 年發表的研究中,透過一項觀察性研究發現,「相較於一般健康成人,患有『長期疲勞症候群』的成人,透過血液分析,觀察到血漿內的維他命 B1、B2 及 B6 的濃度有明顯較低的情況(註 1)」。有了以上的發現,那麼,額外補充維他命 B 群是否可以降低

疲勞感呢？這成為後來科學家研究的主題。為了澄清這個迷思，以下我們回顧幾篇飲食介入性研究。

關鍵概念釐清　02

從「介入型研究」來看，額外補充「維他命 B 群」後，心理層面上的「疲勞感」有明顯的改善。但「疲勞感」是一種症狀，源自於生理或心理，亦可能兩者皆有，同時也是主觀上的認知。正常的生活作息和適當運動才能幫助身體調節壓力，維持精神。若沒有缺乏維他命 B 群的狀況下，額外補充高單位的「維他命 B 群」，多半是超出身體需求而被代謝排泄掉，意義性不大。要改善疲勞，恢復精神，應當是找出真正原因，補充 B 群只能視為一種輔助的保健方法。

　　英國科學家 Kennedy 等人在 2010 年發表的研究中，針對 215 位男性成人，給予補充高單位「維他命 B 群」及「綜合礦物質」，來評估是否可以改善「疲勞感」。實驗結束後，參加者經由自我評量來評估自身的疲勞狀況。評估項目主要有三項，「心理健康指數」、「壓力指數」及「活力指數」。結果顯示，補充「維他命 B 群」後的男性成人，皆表示「疲勞感」有明顯的改善（註 2）。同樣的，2011 年澳洲科學家 Stough 等

人發表的一項研究中，即針對 60 位成人，給予 3 個月的高單位維他命 B 群介入，評估是否可以改善職場上的「心理壓力」。實驗結束後，參加者自我評比的「職場壓力指數」，相較於參加實驗之前也有明顯的降低（註 3）。這項研究表示，補充維他命 B 群，可能有助於減緩工作上的心理壓力。

　　此外，另一位澳洲的科學家 Sarris 等人在 2012 年發表的一項研究中，同樣也證明，114 位成人在補充含有「維他命 B 群」的綜合維他命補充劑，進行為期 16 週，參加者自我評比的「能量表現指數」與「心理健康指數」都有明顯進步（註 4）。

　　綜合以上，我們不難發現，參加者的確在補充「維他命 B 群」後，主觀上認為「能量表現」及「活力表現」等指標都有明顯的上升。不過，「疲勞感」在科學上的表現，較難以用「統一」工具或指標來測量，因為它既是「生理」，亦是「心理」之表現。這些研究在成果評估上，參加者都是透過「自我評量」的方式（大部分是使用經過設計，通過「效度」與「信度」的測驗量表），來評估「疲勞感」是否有所改善。因此，我們無法排除，有些參加者在參加實驗之後，因為心理上有所期待，可能產生主觀上自我感覺良好的心理狀態，而造成「疲勞感」暫時性的減退或改善，說穿了，其實也就是「安慰劑」效應或「心理因素」影響。

　　因此，就可以說明為什麼「有些人吃了 B 群覺得有精神，而有些人卻沒有特別的感覺」。當一個人吃了 B 群之後，並且接受了「吃 B 群也許可以比較有精神」的訊息認知下，心理層面難免有所期待，但實際上，「個體差異」變因很大。正

因為「疲勞感」是一種症狀，源自於生理或心理，亦可能兩者皆有。「是否比較有精神？」、「是否比較不疲勞？」諸如此類的評估問法，衡量起來可能較為抽象，非一般血液生化檢查項目，可以用客觀的科學數據來呈現。

　　真正解決問題的方法是，找出造成疲勞的原因為何，為什麼總是感覺體力不如從前？為什麼每一大早就想打瞌睡？如果不試著對症下藥，只一昧補充維他命 B 群，想要藉此改善疲勞、恢復精神，效果恐怕是事倍功半。同時，想提醒大家，一般健康成人對維他命 B 群的需求只要「足夠即可」，市面上販售的維他命產品基於市場競爭與行銷考量，配方大多屬於高劑量單位，往往是一般成人每日建議量的 5~10 倍以上。維他命 B 群因為是水溶性的特性，不會蓄積在體內，一旦超出身體需求，大多數的維他命 B 群都會被分解，並隨著尿液排泄，通常不會對身體產生立即性的傷害。

　　如非必要，一般民眾不需要長期補充高單位的維他命 B 群。而某些體質較敏感的人，也可能因此而有腸胃道不適等症狀，一旦有任何異狀發現，應立即停止食用。

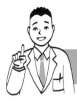

營 養 師 小 結 論

　　生理上，攝取足夠的維他命 B 群，可以維持身體正常的能量代謝，避免因維他命 B 群缺乏引起疲勞感的發生。

　　如果是因維他命 B 群不足而引起的疲勞感，或有精神不佳的狀況，建議先針對飲食進行調整，以富含維他命 B 群的食物為優先（請參考下文的「你可以這樣做」）。若日常飲食難以均衡，短期補充「維他命 B 群」亦為可行，但長期來看，應以均衡飲食為優先。

　　雖有部分的飲食介入研究顯示：補充維他命 B 群對「能量表現」、「活力表現」等指標有正面的幫助。然「疲勞感」是一種主觀上的認知，源自生理、心理。「正常生活作息」和「適當運動」才可以幫助身體調節壓力，恢復精神，而並非一昧地補充維他命 B 群。補充維他命 B 群，是一種輔助型的保健方法，正確做法應當是找出引發「疲勞感」的原因並解決之。

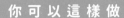

　　規律生活作息、適度運動及均衡飲食才是維持好體力的三大要件。需特別注意，生活作息不正常或者飲食不均衡者，容易有維他命 B 群不足的現象，如果發現有「疲勞感」或「精神不濟」，首先，是要找出造成「疲勞」的原因並對症下藥，而不是依賴或過度期望「補充維他命 B 群」能提高精神或減輕疲勞。

　　確保平日飲食的維他命 B 群攝取足夠，將有助於能量代謝，預防疲勞感的發生。飲食上鼓勵多攝取富含維他命 B 群的食物，動、植物性食品都有，概略整理如下。

　　若均衡飲食難以達成，適當攝取維他命 B 群的補充劑也是一個選項，但相較於一般食物來源，補充劑則少了「膳食纖維」及各種「植化素」帶來的多種健康效益，這是補充劑的缺點之一。

　　再者，補充劑為維持「產品」的品質，而多半添加對人體而言不必要的「食品添加物」，包括：食用色素、食品品質改良劑、食品製造用劑（如滑石粉、二氧化矽、硬脂酸鎂等），或是幫助成形的食品級輔料（如玉米澱粉、羥丙基甲基纖維素等）。這些成分基本上是安全無虞、可合法使用於食品的成分，但基於長期的健康維持，還是鼓勵大家以天然、自然的食物為優先考量，請參考下頁。

富含維他命 B 群的食物來源表

維他命 B 1　（又稱硫胺素）

每日的建議攝取量

成人男性：1.2 毫克
成人女性：0.9 毫克

主要生理功能

參與體內能量轉換與代謝，維持正常的皮膚、心臟與神經功能。

含量豐富的食物來源

小麥胚芽，米糠，全穀類，堅果，豆子，燕麥，瘦肉，動物肝臟，酵母，牛奶，蛋黃等，或額外營養添加維他命之產品，如麥片、牛奶等。

維他命 B 2　（又稱核黃素）

每日的建議攝取量

成人男性：1.3 毫克
成人女性：1.0 毫克

主要生理功能

參與體內能量轉換與代謝，維持皮膚與視力之正常功能。

含量豐富的食物來源

動物肝臟、奶製品為豐富來源，其次為酵母、全穀類、豆類、深綠葉蔬菜、香菇或額外營養添加維他命之產品，如麥片、牛奶等。維他命 B2 容易受到陽光破壞，須避免接觸光線。

維他命 B 3　（又稱菸鹼素）

每日的建議攝取量

成人男性：16 毫克

成人女性：14 毫克

主要生理功能

參與體內能量轉換與代謝，維持正常健康的皮膚、神經與黏膜系統，以及消化道的正常功能。

含量豐富的食物來源

蛋白質來源豐富的食物都是良好來源，如動物肝臟、瘦肉、海鮮、酵母，另外富含色胺酸（一種人體的必需胺基酸）的食物，如香蕉、牛奶、乳酪、雞胸肉等，也是不錯的選擇。色胺酸可在人體內轉變為菸鹼素。

維他命 B 6

每日的建議攝取量

所有成人：1.5 毫克

主要生理功能

參與蛋白質（胺基酸）的正常代謝功能、紅血球血紅素的形成、維持正常神經系統功能，以及重要的神經傳導物質的生合成。

含量豐富的食物來源

以動物性食品來說，通常蛋白質豐富的食物都富含維他命 B6，如瘦肉、海鮮類、家禽類；植物方面，水果的香蕉含量特別高，全穀類、豆類、小麥胚芽都是不錯的選擇。

葉 酸

每日的建議攝取量

所有成人：400 微克

主要生理功能

參與紅血球的正常生成、細胞核酸與核蛋白的正常形成、參與部分蛋白質的代謝。維持胎兒神經系統的正常發育。

含量豐富的食物來源

以深綠色的葉菜類為豐富來源，如地瓜葉、花椰菜、蘆筍等，動物類食品通常含量較低，不是理想來源。全穀類、小麥胚芽也有一些，或額外營養添加維他命之產品，如麥片、牛奶等。

維 他 命 B 1 2

每日的建議攝取量

所有成人：2.4 微克

主要生理功能

維持正常的神經系統功能，參與紅血球的正常形成，以及部分蛋白質的代謝。

含量豐富的食物來源

與葉酸相反，以動物性食品為豐富來源，如肝臟、瘦肉、海鮮、乳製品等。植物類通常含量較低，不是優質來源。因此，純素者容易是缺乏的對象，建議攝取額外營養添加維他命之產品，如麥片、牛奶等或營養補充劑。

生 物 素

每日的建議攝取量

所有成人：30 微克

主要生理功能

參與體內能量轉換與代謝，維持正常的脂肪、肝醣的生合成，維持皮膚、指甲的正常生長。

含量豐富的食物來源

生物素廣泛存在大多食物，小麥胚芽、米糠、全穀類、堅果種子、豆子、燕麥、瘦肉、動物肝臟、蛋黃、酵母、牛奶、香蕉、海鮮類都是豐富來源。因此，現代人很不容易缺乏生物素。

泛 酸　（又稱本多酸）

每日的建議攝取量

所有成人：5 毫克

主要生理功能

參與體內能量轉換與代謝，維持體內正常的脂肪、胺基酸、膽固醇的代謝，與維持皮膚、黏膜之健康有關。

含量豐富的食物來源

泛酸廣泛存在大多食物，小麥胚芽、米糠、全穀類、堅果種子、豆子、燕麥、瘦肉、動物肝臟、蛋黃、酵母、牛奶、香蕉、海鮮類都是豐富來源。因此，現代人很不容易缺乏泛酸。

資料來源：臺灣國人膳食營養素參考攝取量第 7 版

參考文獻（註）：

1. Heap, L.C., Peters, T.J., Wessely, S. (1999). Vitamin B status in patients with chronic fatigue syndrome. Journal of the Royal Society of Medicine, 92:183-185.
2. Kennedy, D.O., Veasey, R., Watson, A., Dodd, F., Jones, E., Maggini, S., Haskell, C.F. (2010). Effects of high-dose B vitamin complex with vitamin C and minerals on subjective mood and performance in healthy males. Psychopharmacology, 211:55-68.
3. Stough, C., Scholey, A., Lloyd, J., Spong, J., Myers, S., Downey, L.A. (2011). The effect of 90 day administration of a high dose vitamin B-complex on work stress. Human Psychopharmacology, 26:470-476.
4. Sarris, J., Cox, K.H., Camfield, D.A., Scholey, A., Stough, C., Fogg, E., Kras, M., White, D.J., Sali, A., Pipingas, A. (2012). Participant experiences from chronic administration of a multivitamin versus placebo on subjective health and wellbeing: a double-blind qualitative analysis of a randomised controlled trial. Nutrition Journal, 11:110 Pages..

迷 思

21

吃膠原蛋白可以補充身體流失
的膠原蛋白嗎？

🔍 **科學觀點**

這是無法達成的期待，讓我們從膠原蛋白的結構與特
性，來認識人體對膠原蛋白的消化與吸收。

也許你會聽說

　　婆婆媽媽常說：「豬腳、雞爪等食物富含膠質，膠質就是膠原蛋白，多吃可以讓皮膚光滑、Q彈，是愛美的朋友不能錯過的美容聖品。」踏進藥妝店，也盡是琳瑯滿目的「膠原蛋白」保健食品。這些產品大多宣稱，「吃膠原蛋白，補充身體所需的膠原蛋白」。彷彿輕鬆吃就可以養顏美容。看到這樣的廣告及宣稱，你是否也好奇「膠原蛋白」是什麼樣的蛋白質，這麼神奇？難道多吃膠原蛋白，就可以輕鬆擁有養顏美容的效果？

　　事實的真相是

　　事實上，膠原蛋白（Collagen）不是神奇的蛋白質，而是我們身體中再普遍不過的一種蛋白質。它是哺乳動物含量最高的一種結構性蛋白質，約占人體總蛋白質的 1/3（註1）。膠原蛋白具有高度的彈性張力，主要負責維持細胞間質正常的功能，因此，膠原蛋白多出現在皮膚、骨骼、肌腱、關節、血管的結締組織當中。一般來說，人體的膠原蛋白，會隨著年紀增長而降低體內的製造量，許多皮膚研究科學家認為，「膠原蛋白的合成量減少是導致肌膚老化的因素之一（註2）」。

　　那麼是否「吃膠原蛋白」就等於「補充身體的膠原蛋白」？有關這個飲食迷思，如果從「蛋白質結構」與「消化生理學」的角度來解釋，恐怕答案是讓人失望的。

　　在探討飲食迷思之前，我們先來認識蛋白質的結構。蛋白質是人體細胞的重要結構，而胺基酸是組成蛋白質中最基礎的單位。通常 2~3 個以上的胺基酸就可以組合在一起，越來越多的胺基酸組合成一條直鏈的結構，我們稱之為「胜肽」（Peptide）。

　　「胜肽」的結構很像一條珍珠項鍊，每一個珍珠代表每一個胺基酸。胜肽有短有長，短胜肽通常在 10 個胺基酸以下，再由長短不一的胜肽彼此組合、交疊，最後形成複雜、立體的結構，這就是蛋白質。一個蛋白質就是由無數條的「胜肽」所組成，而膠原蛋白也就是這麼一回事。

　　膠原蛋白主要由三條交疊的胜肽鏈，形成一種複雜的「超螺旋結構」，就像三條珍珠項鍊彼此纏繞在一起。一般來說，膠原蛋白的每一條胜肽鏈約由 1000 個胺基酸組成。所以，膠原蛋白的分子結構其實是很巨大的。另外，人體有各式各樣的結構性蛋白質，但是唯有膠原蛋白可以「獨家」擁有特別的胺基酸。

　　組成膠原蛋白的胺基酸非常獨特，這些胺基酸需要「維他命 C」的存在下，進行一種很特別的生化反應叫做「羥基化」（Hydroxylation），形成三種「獨家」胺基酸：羥基脯氨酸（Hydroxyproline）、羥基甘胺酸（Hydroxyglycine）及羥基離胺酸（Hydroxylysine）。這三種胺基酸缺一不可，身體才能製造出膠原蛋白。

關鍵概念釐清

> 膠原蛋白是三條交疊的胜肽鏈組成的巨大蛋白質,在吃進人體之後,經消化作用,包括胃酸、胰臟分泌的酵素及腸道酵素,將會破壞膠原蛋白的結構,將它拆解更小的分子,以便進入小腸讓絨毛腔吸收,最後再以個別胺基酸進入身體的血液循環。

　　所以膠原蛋白吃進肚子後,真的會製造出更多膠原蛋白,讓肌膚產生彈性嗎?事實上,蛋白質的消化發生於人體的胃部。啟動「胃酸」,來自食物的蛋白質在胃部 pH2-3 的酸性環境下就會開始「變性」,蛋白質也會失去活性,經由胃部產生部分的消化酵素,直到胰臟及小腸分泌更多的「蛋白質分解酵素」,在眾多的酵素強敵環伺之下,所有大分子的蛋白質就會被破壞光光,並且拆解成許多「短鏈胜肽」和「個別胺基酸」,這樣才能順利被腸道細胞吸收。所以總歸一句話,「吃進去前是膠原蛋白,進入人體後,透過消化與分解,就變成大小不一的短鏈胜肽及個別胺基酸」。

　　無論是雞爪、豬腳還是保健食品,當我們吃進膠原蛋白後,其實就跟吃茶葉蛋、喝牛奶的消化模式是一模一樣的。充其量,我們吃進去的膠原蛋白,頂多只是提供特殊的胺基酸(如羥基化胺基酸),並不等於在身體內就能轉變為膠原蛋白。身體所有膠原蛋白的來源,都要由體內的「胺基酸」再重新製造。在哪邊製造呢?主要是統一由真皮的「纖維母細胞」來掌

權，經由一連串複雜的生化步驟，並且需要維他命 C 的參與讓胺基酸進行「羥基化」，才能製造出膠原蛋白。

但是，每個人的個體因素、基因與體質都不一樣，並且隨著年齡增長，「纖維母細胞」製造膠原蛋白的能力也會下降。所以，與其花大把金錢吃膠原蛋白保健食品，倒不如維持正常作息、均衡飲食，多攝取富含維他命 C 的蔬果，還要來得更實際一些。

簡單來說，任何大分子的結構性蛋白質，進入人體消化道後，多數結構都會被胃酸及消化酵素破壞殆盡，而失去活性，變成小分子的「短鏈胜肽」和「個別胺基酸」，其結構已與原來的膠原蛋白完全不一樣。不過，目前僅有非常少數的研究，對於額外膠原蛋白補充持有正面的看法。

日本科學家 Iwai 等人，在 2005 年發表的研究發現，成人攝食富含膠原蛋白的膠質之後，透過血液檢驗分析，發現血漿中，富含「羥基脯胺酸」的「短鏈胜肽」濃度都明顯增加 (註3)。而作者表示，這些物質都是膠原蛋白合成的主要原料。

另外，澳洲科學家 Shaw 等人在 2017 年發表的研究指出，針對 8 名健康男性成人，在給予含有維他命 C 及膠原蛋白的補充劑後，經過短期運動的刺激，血漿中的「羥基脯胺酸」、「羥基甘胺酸」及「羥基離胺酸」的濃度是明顯上升。作者推測，同時補充膠原蛋白及維他命 C，並在運動刺激下，可能有助於身體膠原蛋白的合成 (註4)。

以上兩篇研究雖然對「補充膠原蛋白」有正面的意義，但目前的科學文獻研究強度仍然不足，上述研究樣本數也過小，

無法具備足夠的代表性。因此，我個人僅能認同，「補充膠原蛋白，可以增加身體製造膠原蛋白所需的『獨特胺基酸』（如羥基脯胺酸、羥基甘胺酸等）」。但這不代表「補充」膠原蛋白，可以讓身體完整吸收，並且相對「在肌膚上增加」膠原蛋白的含量。

　　在此，還是要重申，「身體所有膠原蛋白的來源，都要由體內的『胺基酸』重新製造，製造的量則取決於真皮組織的纖維母細胞」。目前還沒有任何研究證明，補充任何保健成分或營養素可以對「纖維母細胞」產生影響。因此，在這之前，我們吃進肚裡的膠原蛋白，其實都已經被消化道分解成小分子的「短鏈胜肽」或「個別胺基酸」。

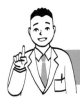

營 養 師 小 結 論

　　膠原蛋白是大分子 3D 結構的立體蛋白質，不論來自日常飲食或保健食品，吃進身體後，會在人體各種消化酵素的存在下，將膠原蛋白分解成「小分子片段」（如短鏈胜肽）或個別胺基酸，而失去了膠原蛋白原有的複雜結構。

　　目前僅有少許研究指出，補充膠原蛋白後，可以增加血漿內某些特殊胺基酸的含量，如「羥基胺基酸」、「羥基甘胺酸」等。這些特殊的胺基酸雖然是膠原蛋白所需的原料之一，不過，人體的膠原蛋白的來源，都需要身體重新製造。製造量的多寡取決於真皮組織的纖維母細胞。膠原蛋白製造量與個體的基因、體質有關，而年齡老化會讓「纖維母細胞」製造膠原蛋白的效率下降。

　　額外增加膠原蛋白的攝取，是否可以增加身體膠原蛋白的生成，目前並沒有科學證據支持。因此「吃膠原蛋白」等於「補充體內的膠原蛋白」，是錯誤的飲食迷思。

你 可 以 這 樣 做

　　大家不需特別補充膠原蛋白的保健食品，因為其效用，多半是業者誇大其詞的宣稱。同時，也不需要多吃富含膠質的食物，因為這些膠質所含的胺基酸（脯氨酸、甘胺酸等）是非必需胺基酸，一般常見的食物，如全穀類、豆類、奶類、肉類、海鮮類等都含有這些胺基酸，特別是奶類、蛋類及一般肉類，含量更為豐富。只要維持正常作息及飲食均衡，並確保攝取富含維他命 C 的蔬菜水果，就可以維持良好的營養狀況，幫助身體製造膠原蛋白。

參考文獻（註）：

1. Shoulders, M.D., Raines, R.T. (2009). Collagen structure and stability. Annual Review of Biochemistry, 78:929-958.
2. Varani, J., Dame, M.K., Rittie, L., Fligiel, S.E., Kang, S., Fisher, G.J., Voorhees, J.J. (2006). Decreased collagen production in chronologically aged skin: roles of age-dependent alteration in fibroblast function and defective mechanical stimulation. American Journal of Pathology, 168:1861-1868.
3. Iwai, K., Hasegawa, T., Taguchi, Y., Morimatsu, F., Sato, K., Nakamura, Y., Higashi, A., Kido, Y., Nakabo, Y., Ohtsuki, K. (2005). Identification of food-derived collagen peptides in human blood after oral ingestion of gelatin hydrolysates. Journal of Agricultural and Food Chemistry, 53:6531-6536.
4. Shaw, G., Lee-Barthel, A., Ross, M.L., Wang, B., Baar, K. (2017). Vitamin C-enriched gelatin supplementation before intermittent activity augments collagen synthesis. American Journal of Clinical Nutrition, 105:136-143.

迷 思

22

年紀大了，聽說可以吃葉黃素
來保養視力，用眼過度的人是
否也要吃？

從葉黃素的視覺生理功能與流行病學飲食調查得知，攝
取多樣化的營養素才是理想的「顧眼」之道。

? 也許你會聽說

小陳是一名資深的軟體工程師，眼睛直盯著電子螢幕一天超過 10 小時，無疑是 3C 產品的重度使用者。除了睡覺時間以外，不論是辦公、開會，甚至吃飯、上下班通勤，小陳的眼睛幾乎沒完全離開過 3C 產品。小陳的女友是一名護理師，同事都口耳相傳「要保護視力，就要靠補充『葉黃素』來保養」。小陳在女友叮嚀下，雖半信半疑，但也乖乖配合定期補充「葉黃素」。女友說依據國外研究，補充「葉黃素」可以預防及改善視力退化疾病。這回小陳真的糊塗了，究竟「葉黃素」是什麼？真的有那麼神奇，眼睛的健康非靠「它」來補充不可？

💡 事實的真相是

近年來，「葉黃素」可以說是備受矚目的「視力保健」食品新寵兒，不論是廣告或報章雜誌，「葉黃素」幾乎與「維持視力健康」劃上等號。但事實上，「葉黃素」（Lutein）是一種廣泛存在深綠色植物的天然色素，豐富的食物來源包括：綠花椰菜、菠菜、甘藍菜、美生菜（結球萵苣）、綠色莢豆類（如四季豆、甜豆等）。而動物性食品通常比較缺乏，不過「蛋黃」是唯一的例外，一顆中型的雞蛋（約 40 公克），所含的蛋黃約含有 0.5~1 毫克的「葉黃素」。

葉黃素是「類胡蘿蔔素」（Carotenoid）的成員之一，其

他成員如：β-胡蘿蔔素、玉米黃素、番茄紅素等，都是存在植物中的天然色素，也是眾多「植化素」（Phytochemical）的其中一種。這些成分多半具有抗氧化、降低發炎等生理特性，因此具有正面的健康效益。

不過「葉黃素」這個成員很不一樣，它和另外一名成員叫作「玉米黃素」（Zeaxanthin），算是哥倆好、一對寶。這兩種成分都被認為與「維持視覺健康」的生理功能有關，因此，市面上的保健食品當中，經常看到「葉黃素」搭配「玉米黃素」的成分組合。

關鍵概念釐清 01

在人體眼睛的視網膜構造中，葉黃素的含量特別高，科學家認為，葉黃素可以吸收有害藍光及減少眼睛的氧化性傷害。實際上，多數流行病學的飲食調查呈現一致正面結果，飲食中攝取較高的「葉黃素」及「玉米黃素」，可以降低「老年性黃斑部病變」及「老年性白內障」發病的相對風險。

以生理學來說，人類眼球構造中，特別是視網膜，含有非常高濃度的「葉黃素」與「玉米黃素」。多數科學家相信，「葉黃素」之所以聚集在眼球的視網膜上，是為了吸收外界的有害光線（有害藍光）及清除部分的過氧化物與自由基。簡單來說，「葉黃素」就是擔任防衛兵的角色，減少視網膜暴露在空氣中

所產生的「氧化性傷害」及「有害光線的刺激」（註1、2）。基於以上的理論基礎，約1990年代後期，科學家陸續對「葉黃素」展開一系列的研究，想要更進一步探索「葉黃素」對於「維持視覺健康」的重要性。

科學家們很快找到了研究方向。1995年美國科學家Seddon等人，在一項名為「The Multicenter Eye Disease Case-Control Study」的流行病學調查中，針對356位中、老年成人，進行「飲食調查」與「視力退化疾病」的關係。結果顯示，「相較於攝取『深綠色』蔬菜較少的成人，攝取較多的成人，『老年性黃斑部病變』的惡化程度，呈現明顯的降低」。這項研究首度證明，「深綠色蔬菜」正是「葉黃素」的主要食物來源，如果飲食中缺乏「葉黃素」，則可能加速視力退化之疾病，如「老年性黃斑部病變（註3）」。

「老化」（Aging）是造成視力退化的主要因素，過去多數流行病學之飲食調查均呈現一致正面結果，「日常飲食中攝取較高的『葉黃素』或『玉米黃素』，可能有助於減少『視力退化疾病』之發生率，如老年性黃斑部病變，並可延緩惡化的程度（註4-6）」。事實上，大部分研究，都把「葉黃素」跟「玉米黃素」放在一起進行，原因是兩者都是「類胡蘿蔔素家族」的成員，兩者在人體視網膜的含量都特別的高，飲食來源也極為類似，主要都來自深綠色葉菜類及蛋黃。

另外一個常見的視力退化疾病就是「白內障」（Cataract）。法國科學家Delcourt等人在2006年發表的一項流行病學調查，針對899位成人進行血液分析。結果發現，「相

較於血液中『葉黃素』及『玉米黃素』含量較低的成人，含量較高者，『白內障』與『老年性黃斑部病變』的相對發病風險是明顯較低的（註7）」。

　　另一項大型「流行病學調查」的世代研究也有同樣發現，美國科學家 Christen 等人在 2008 年發表的一項研究，針對 35551 位成人女性進行飲食調查。在進行長達 10 年的追蹤後，結果顯示，「飲食中攝取較高『葉黃素』及『玉米黃素』（不論是來自日常飲食或補充劑）的女性成人，『白內障』發病的相對風險也明顯較低（註8）」。

　　從科學文獻的一致性來看，顯然提高飲食中對「葉黃素」及「玉米黃素」之攝取，對「視力退化疾病」，如「老年性黃斑部病變」及「白內障」，可能產生保護作用，減少發病的風險機會。不過，事實上「白內障」與「老年性黃斑部病變」真正發生的原因仍不清楚，都可能與「遺傳基因」、「老化」或「個人體質」有關。而目前科學文獻多集中在「流行病學飲食調查」之觀察現象，仍缺乏充足的飲食介入研究，例如「隨機對照試驗」（Randomized Controlled Trials, RCTs）。

　　因此，額外補充葉黃素或玉米黃素，只能扮演輔助性的角色，不能取代真正的治療。若已確診為「白內障」與「老年性黃斑部病變」的朋友，此時再額外補充葉黃素或玉米黃素，並不具有療效，建議直接接受專業的醫療診治。

關鍵概念釐清 02

> 與「維持視力健康有關」的微量營養素或特殊成分，並非只有
> 「葉黃素」及「玉米黃素」而已。研究指出，補充具有「抗氧
> 化特性」之營養素，如維他命 A、C、E 及礦物質的鋅、銅，
> 可能有助於降低與年齡老化有關的「視力退化疾病」之發病風
> 險。另外，具有「抗發炎特性」的 omega-3 系列「多元不飽
> 和脂肪酸」（如：EPA、DHA）同樣也有正面性的意義。

　　另外，以營養學的角度來說，不只「葉黃素」及「玉米黃
素」，許多具有抗氧化特性之微量營養素都與「維持視力健康」
有關。隸屬「美國衛生研究院」（NIH）之「眼部健康研究院」
（The National Eye Institute）在 2001 年發表了一項名為「The
Age-Related Eye Disease Study」（AREDS）的大型研究計畫，
這個研究結果指出，「補充具有『抗氧化特性』的營養素，如
維他命 A、維他命 C、維他命 E 及礦物質的鋅、銅等，可以
降低與年齡老化有關，視力退化疾病的發病風險（註9）」。而
Omega-3 系列之「多元不飽和脂肪酸」（如 EPA、DHA）因
具有抗發炎特性，並同時具有維持正常神經系統的生理功能，
也被認為是「維持健康視力」的重要營養素之一（註10）。

　　綜合以上，對一般成人的「視力保健」而言，透過「均衡飲食」，攝取多樣化的營養素才是最理想的「顧眼」之道。尤其，多樣化的飲食型態是重點，原則如下：每天至少攝取 5 份以上的蔬果，其中至少 2 份是深綠色蔬菜；主食至少一半是全穀類；適當的低脂乳製品；每日至少 1 份堅果種子；每週固定吃 2 份的深海魚（去皮、去內臟）等。

　　透過豐富的飲食型態，可以確保飲食提供我們各種具有「抗氧化特性」之維他命（如維他命 A、C、E）及礦物質（如鋅、銅）、具有「抗發炎特性」omega-3 系列「多元不飽和脂肪酸」（如 EPA、DHA）以及各種豐富的植化素（如 β - 胡蘿蔔素、葉黃素、玉米黃素、番茄紅素等）。

　　多元化營養素攝取，對整體的「視力保健」才能發揮全面性的健康效益，而非偏重在個別營養素或單一成分的補充上。除了多樣化的均衡飲食之外，適當地讓眼睛休息更是重要，每盯著 3C 產品超過 1 小時，記得就要讓眼睛適度休息 10 分鐘為宜。

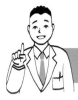

營養師小結論

　　飲食中攝取足夠的「葉黃素」及「玉米黃素」（多來自深綠色蔬菜及蛋黃），可以加強預防與年齡老化相關的視力退化疾病，如「老年性黃斑部病變」及「老年性白內障」，並有助於降低發病的風險。

　　但若已確診為「白內障」與「黃斑部病變」的朋友，此時再額外補充葉黃素或玉米黃素並不具有任何治療的效果，應接受專業的醫療診治。

　　對一般成人的視力保健而言，若只額外補充葉黃素或玉米黃素只能視為輔助性的保健方法，發揮的效果有限。與「維持健康視力」相關的營養素及食物成分是多樣化的，例如具有「抗氧化特性」的維他命 A、C、E 及礦物質的銅、鋅。具「抗發炎特性」omega-3 系列的「多元不飽和脂肪酸」（如 EPA、DHA），甚至是各種天然「植化素」（如 β - 胡蘿蔔素、葉黃素、玉米黃素、番茄紅素等）。多元化的營養素攝取，對整體的視力保健才能發揮全面性的保護作用，而不是侷限單一成分之補充。

　　簡言之，「多樣化的均衡飲食」及「適度休息」才是視力保健的根本之道。

　　透過飲食調整，均衡攝取各類食物，其健康效益是遠高於單一營養補充劑的。目前美國與臺灣並未訂出「葉黃素」或「玉米黃素」的每日建議攝取量，但依科學文獻來看，觀察到一般健康成人每日葉黃素的攝取量為 5~10 毫克、玉米黃素為 1~2 毫克（註 10）。另外，因葉黃素及玉米黃素是脂溶性特性，需要有油脂存在才能幫助吸收，建議每日至少攝取 2 份烹煮過的深綠色蔬菜（如綠花椰菜、菠菜、甘藍菜、美生菜、綠色莢豆如四季豆、甜豆等），適當攝取蛋黃（一般成人每週不超過 5 顆為宜），或生菜沙拉搭配少許油脂一起食用，都可以確保攝取人體所需的葉黃素與玉米黃素。

　　需注意的是，以人體的吸收機制來說，「葉黃素」是一種脂溶性的「類胡蘿蔔素」之一，攝取過多會囤積在人體的內臟器官，不容易排除體外，故有累積的風險。所以，依臺灣衛生福利部規定，每日葉黃素攝取量以不超過 30 毫克為宜。特別是食用「保健食品」朋友們，食用前，務必先閱讀營養標示，以避免超量攝取。

　　若飲食不均衡，深綠色蔬菜攝取頻率過低，短期內適當補充葉黃素及玉米黃素的保健食品，也不失為一項可行的方法。

參考文獻（註）：

1. Yeum, K.J., Shang, F.M., Schalch, W.M., Russell, R.M., Taylor, A. (1999). Fat-soluble nutrient concentrations in different layers of human cataractous lens. Current Eye Research, 19:502-505.

2. Krinsky, N.I. (2002). Possible biologic mechanisms for a protective role of xanthophylls. Journal of Nutrition, 132:540S-542S.

3. Seddon, J.M., Ajani, U.A., Sperduto, R.D., Hiller, R., Blair, N., Burton, T.C., Farber M.D., Gragoudas, E.S., Haller, J., Miller, D.T., et al. (1994). Dietary carotenoids, vitamins A, C, and E, and advanced age-related macular degeneration. Eye Disease Case-Control Study Group. Journal of the American Medical Association, 272:1413-1420.

4. Ma, L., Dou, H.L., Huang, Y.M., Lu, X.R., Xu, X.R., Qian, F., Zou, Z.Y., Pang, H.L., Dong, P.C., Xiao, X., Wang, X., Sun, T.T., Lin, X.M. (2012). Improvement of retinal function in early age-related macular degeneration after lutein and zeaxanthin supplementation: a randomized, double-masked, placebo-controlled trial. American Journal of Ophthalmology, 154:625-634.

5. Olmedilla, B., Granado, F., Blanco, I., Vaquero, M. (2003). Lutein, but not alpha-tocopherol, supplementation improves visual function in patients with age-related cataracts: a 2-y double-blind, placebo-controlled pilot study. Nutrition, 19:21-24.

6. Bone, R.A., Landrum, J.T., Guerra, L.H., Ruiz, C.A. (2003). Lutein and zeaxanthin dietary supplements raise macular pigment density and serum concentrations of these carotenoids in humans. Journal of Nutrition, 133:992-998.

7. Delcourt, C., Carrière, I., Delage, M., Barberger-Gateau, P., Schalch, W. POLA Study Group. (2006). Plasma lutein and zeaxanthin and other carotenoids as modifiable risk factors for age-related maculopathy and cataract: the POLA Study. Investigative Ophthalmology & Visual Science, 47:2329-2335.

8. Christen, W.G., Liu, S., Glynn, R.J., Gaziano, J.M., Buring, J.E. (2008). Dietary carotenoids, vitamins C and E, and risk of cataract in women: a prospective study. Archives of Ophthalmology, 126:102-109.

9. Age-Related Eye Disease Study Research Group. (2001). A randomized, placebo-controlled, clinical trial of high-dose supplementation with vitamins C and E, beta carotene, and zinc for age-related macular degeneration and vision loss: AREDS report no. 8. Archives of Ophthalmology, 119:1417-1436.

10. Rasmussen, H.M., Johnson, E.J. (2013). Nutrients for the aging eye. Clinical Interventions in Aging, 8:741-748.

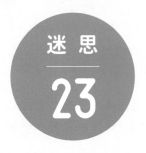

迷思
——
23

合成與天然的維他命有什麼不
同，是不是天然的比較好？

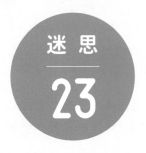 科學觀點

探究合成與天然維他命在結構、吸收及代謝上之差異性
與營養效益比較，的確是天然的比較好。

也 許 你 會 聽 說

「別再吃合成的維他命了！這些都是化學合成的維他命，結構跟天然的維他命不一樣，而且製造的過程中，搞不好摻雜了很多不為人知的化學成分，吃了只是增加身體上的負擔，對健康一點幫助都沒有。」以上似是而非的說法已流傳許久，不免讓吃維他命食品的朋友心中滿是疑惑。走進藥妝店或藥局，架上排列各式各樣的維他命食品，難道這些都屬於「合成維他命」？功能上真的遠不如「天然維他命」嗎？看著這些瓶瓶罐罐，究竟是吃心安，還是真的可以吃出健康呢？

 事 實 的 真 相 是

什麼是「合成維他命」？顧名思義，就是透過人工及化學合成或其他加工製程（如微生物發酵、萃取或純化等），以人為特定方式被製造出來的成分，廣義上，我們都可以說這是「合成維他命」。那要怎麼分辨呢？在產品製造的起始點，「合成維他命」以單一配方形式存在，之後食品業者再將眾多的「單一維他命」全數集合起來，或者只針對特定幾個項目（如維他命 B 群），添加在錠狀、膠囊狀食品中，以方便消費者吞食；同樣的，也有以粉狀存在或添加在液狀的食品。簡單來說，請大家拿到一項產品時，首先看「食品成分」，在臺灣，「合成維他命」都以「食品添加物」的「營養添加劑」來

管理，因此，成分標示上會個別列出，如「硝酸硫胺明」（維他命 B1）、「鹽酸吡哆辛」（維他命 B6）、「葉酸」、「濃縮 d-α-生育醇」（維他命 E）等。

那什麼又是「天然維他命」呢？廣義上，即維他命存在天然的食物本身，包括植物性及動物性食品，通常不會以「膠囊」、「錠狀」食品存在，也不會放在一般架上。一般的日常飲食，就含有「天然維他命」，如一碗糙米飯，就含有天然維他命 B1；一匙沙拉油，就含有天然的維他命 E 及 K；一個蛋黃，就含有天然的維他命 D；一杯低脂牛奶，就含有天然的維他命 B2；一杯煮熟的蘆筍，就含有天然的葉酸。

事實上，「維他命 B1」是人類第一個發現的維他命，早在 120 年前由荷蘭醫師 Christiaan Eijkman 所發現。這名醫師某日觀察到，給予禽類的一般飼料中，含有煮熟的白米，長期下來，禽類的行動會變得遲緩，甚至出現癱瘓。而這樣的疾病後來也發現在人身上，我們稱之為「腳氣病」（Beriberi），這是一種神經失調的疾病。後來飼料便添加了糙米及米糠，完整保有稻米的外殼，反而使禽類的活動恢復正常。因此，這名醫師就推測「米糠」及「糙米」可能含有預防「腳氣病」的保護因子。之後透過其他科學家的研究，確定這個保護因子就是後來的「維他命 B1」，而其他維他命的歷史也是相似的過程。所以，「觀察」、「發現」、「推測」、「判定」這個四個步驟，可以說代表了整個維他命的發展歷史。

一開始，科學家都是在已發生疾病的人或動物身上，「觀察」這個疾病的症狀，並比較染病和健康的群體中，在生活形

態上有沒有哪些地方不一樣。當他「發現」飲食是重要的條件，並且在提供特定食物之後，疾病的症狀可以獲得改善，甚至完全痊癒，因此「推測」這些特定食物含有可以預防或改善疾病的保護因子（當時還不知道是什麼成分）。最後科學家逐一分析，透過分離、純化、萃取等科學技術，終於「判定」出保護因子的成分與結構，也因此發現了「維他命」。

關鍵概念釐清 01

「合成維他命」是為了模仿「天然維他命」的結構而被製造出來，兩者結構相似性極高，以生物化學角度來看，維他命進入人體後，會轉變成一致的「活化形式」（例如：肝臟會將維他命進行磷酸化作用），這時的維他命才具有活性，可以參與體內各種的生化反應。因此不論來源為何（合成或天然），它們的化學結構幾乎一樣，都可以發揮相同的生理功能。

　　所有維他命的發現，最早都是從「天然飲食」中，經由一連串的抽絲剝繭而「判定」出來。「判定」是很重要的步驟，才能確認維他命的分子結構。科學家為了模仿存在於「天然飲食」中的維他命，精心研究製造出「合成維他命」。因此，兩者分子結構的相似性極高（可高達 99% 以上），幾乎沒有分別。維他命雖然是人體需求微量的營養素，但對維持正常的生

理代謝與生長，卻是不可或缺的必需營養素。

　　以「生物化學」角度來看，維他命在生物體內都必須轉為一種「活化形式」（Active Form），也就是以「輔酶」（Coenzyme）存在，才能參與人體的各種生化反應，發揮生理功能。因此，不論是「合成維他命」還是「天然維他命」，當進入人體後，它們都會被轉變成一致相同的「活化形式」。人體肝臟會將大部分的維他命進行「磷酸化」（Phosphorylation）或「甲基化」（Methylation）的修飾作用後，這時的維他命才具有活性，才可以催化酵素，參與代謝反應或者進入細胞與受體（Receptor）結合。

　　簡單來說，不論來源為何（合成或天然），它們的化學結構幾乎一樣，都可以發揮相同的營養素生理功能。因此，以科學觀點來看，坊間謠傳已久的飲食迷思，「合成維他命的生理功能遠不如天然維他命」，這樣的說法並不正確。

　　那麼，以人體利用的效率來說，或者我們稱為「生物體可利用率」（Bioavailability），關於吸收、消化的程度，「天然維他命」是否會來得比「合成維他命」好呢？雖然兩者的分子結構極為相似，當進入細胞層次後，都可以發揮同等的生理功能。然而，影響營養素吸收的變因極大，以「天然維他命」來看，要考量到「食物的新鮮度」、「烹調加熱的時間長短」的因素，以上條件會使存在天然食物中的維他命損耗；而「合成維他命」亦然。維他命的錠狀食品如果受潮，成分就會變質，降低維他命的含量，甚至藥物干擾亦然（如抗凝血劑 Warfarin 就會影響維他命 K 的活性效率）。

關鍵概念釐清 02

目前還沒有充足的科學研究支持，「天然維他命」或者「合成維他命」在人體的利用效率上，哪一方比較占有優勢。不過，「天然維他命」因為是來自一般日常飲食，因此，整體的「健康效益」是高於「合成維他命」。鼓勵多樣化的飲食型態，可以確保攝取豐富的膳食纖維、單元及多元的不飽和脂肪酸，及各式各樣的植化素，更可以降低多種慢性疾病的發病風險以及預防心血管疾病，因此「天然維他命」的健康效益是「合成維他命」所無法比擬的。

　　而依照目前的科學證據，尚未有充足的科學文獻支持哪一方比較優異。因正反兩方面的結果都有，因此難以作出評論。例如，以營養學角度來看，廣泛存在小麥胚芽、堅果種子或多數植物油的「天然維他命 E」，其結構是 d –form 形式的 α-型態生育醇（α-tocopherol），其活性及吸收率一般都認為比 dl –form 形式的「合成維他命 E」來得高 (註 1)。

　　也有研究指出，合成型態葉酸，因為分子結構只含單一且非結合型態（Non-Conjugated）的「麩胺酸」（Glutamate），因此，在腸道的吸收效率，合成葉酸高於存在天然飲食中的葉酸 (註 2)。另有研究指出，對人體來說，「天然」與「合成」的維他命 C，其利用效率並無明顯差異 (註 3)。

　　以整體的營養效益來考量，仍希望大家秉持均衡飲食的生活型態，多從天然飲食中攝取維他命，而不是單一依賴補充型態的合成維他命。主要原因是，與「合成維他命」相較，「天然維他命」來自一般日常飲食，往往提供我們超乎想像的健康效益。多樣化的飲食型態包括：來自大量豐富的蔬菜水果、全穀類、堅果種子、豆類、非熱帶種子（不包括椰子油、棕櫚油）的植物油、適當的低脂乳製品、適當的家禽瘦肉與海鮮類（包括去皮去內臟的深海魚）。

　　許多研究指出，含有大量蔬菜水果、全穀類、堅果種子等為主的飲食，除了提供抗氧化的維他命與礦物質（註4），並富含膳食纖維，對「高血糖」、「高血脂」（特別是「血中總膽固醇」及「低密度脂蛋白膽固醇」）均有改善作用（註5、6）。尤其天然飲食含多種具有抗氧特性的「植化素」，更能降低多種慢性疾病的患病風險以及預防心血管疾病（註7~9）。因此，透過天然飲食，不但可以攝取到「天然維他命」，更可以吃得到許多有益健康的食物成分，這一點是來自膳食補充品的「合成維他命」所不能比較的。

　　至於有民眾擔心，「合成維他命」是否可能含有其他不為人知、危害健康的化學成分？其實，大家不需過度擔心，在臺灣，「合成維他命」是以「食品添加物」的「第八類之營養添加劑」管理，以上成分經過嚴謹的食品安全風險評估，並參照國際標準嚴格把關，是可以合法用於食品的成分。建議大家在購買前確認以下三點，更能保障產品的品質與安全性。

1. 完整的食品標示。
2. 國內合法登記的廠商。
3. 在臺灣,大部分添加維他命的膠囊錠狀食品(在臺生產製造)及國外輸入的膠囊錠狀食品,都必須經過政府認證、審查,取得許可後,才能上市販售。因此,確認該產品是否獲得政府認證是一件非常重要的事,以保障自身權益。

　　要如何知道哪些產品通過認證?請參考「衛生福利部食品藥物管理署」之核備資料查詢系統,只要輸入品名或廠商名稱即可搜尋。

　(1) 國產維生素類錠狀膠囊狀食品核備查詢(圖左)
　(2) 輸入膠囊錠狀食品核備查詢(圖右)

　　另外,某些族群,因生理需求或其他營養不良之因素影響,往往無法從日常飲食獲取足夠的維他命,容易有缺乏的情況,例如:懷孕期、哺乳期婦女,對各種維他命的需求就會增加;而長期茹素的朋友們,特別是全素者,因維他命 B12 只出現在動物性食品,因此更容易缺乏;長期服用抗生素藥物者,因腸道細菌減少,減少腸道菌自行合成維他命 B 群及維他命 K 的機會;長期吸煙者比較容易有維他命 C 缺乏情況等。

　　在特殊情況之下,以「均衡飲食」為基礎,並適時搭配使用「維他命補充劑」,對整體的健康考量,反而是比較周全、理想的方式。

「合成維他命」與「天然維他命」之優缺點比較

天 然 維 他 命

定義

來自食物本身含有的維他命。對人類來說，多數維他命無法自行合成，只能藉由外界的飲食供給。植物可以自行合成大部分維他命，是飲食的良好來源。動物則是將所攝食維他命儲存在肌肉、內臟、血液等。因此攝取動物性食品，也可獲取維他命。

優點

1. 食物不只提供維他命，還包括其他對健康的有利成分，如膳食纖維、植化素等。已有研究指出，蔬果中存在的植化素（如多元酚，Polyphenol）與抗氧化的維他命 C、E 具有加乘作用（Synergistic Effect），可以提升抗氧化功能，降低發炎情況，減少慢性疾病的發生（註 10）。

2. 蔬果、全穀類等提供的膳食纖維（如水溶性纖維 β- 聚葡萄糖），具有改善血糖、低密度膽固醇（壞的膽固醇）的作用（註 11）。因此對健康的效益遠高於單一的營養補充劑。

缺點

攝取多樣化的均衡飲食，包含大量豐富的蔬菜水果、全穀類、堅果種子、豆類、非熱帶種子（不包括椰子油、棕櫚油）的植物油、適量的低脂乳製品與家禽瘦肉海鮮類（包括每週至少吃 2 份去皮去內臟的深海魚）。

對於平常生活忙碌的人，及面對「過度加工食物」容忍度太高的社會環境，

要真正落實多樣化的均衡飲食確實是一件不容易的事。經濟因素、時間成本等都是阻礙。故需要強大的毅力及恆心。

合 成 維 他 命

定義

維他命非來自天然食物本身，而是透過人工合成、化學合成或其他加工方式（如微生物發酵）被人工製造出來的，都屬於「合成」維他命。

在臺灣，「維他命」係以食品添加物的第 8 類「營養添加劑」管理。目前法規公告的項目有 322 項（包含維他命、礦物質、胺基酸等）。採「正面表列」制，即只有公告項目才准予使用於食品，並且有限量之規定。

優點

對於某些容易缺乏維他命的族群，適當使用維他命的補充劑，可以加強日常飲食的不足，對健康是有正面的幫助。如：懷孕、哺乳婦女、純素者、更年期停經婦女（伴隨骨質密度流失）、營養不良引起之貧血、長期吸煙者、長期酗酒者、脂肪吸收不良者、藥物影響營養不良者等。

缺點

1. 若未依照建議方式食用，過量攝取會增加導致「維他命中毒」的潛在風險，特別是脂溶性的維他命 A、D、E、K。懷孕婦女，尤其要注意避免使用補充劑的維他命 A，以避免影響胎兒的正常發育。

2. 合成「維他命」多以「錠狀」或「膠囊狀」食品存在，因加工用途，往往會添加許多食品添加物，常見的如「品質改良劑」或「著色劑」等。食品添加物依循法規「使用範圍及限量」的原則下，都是安全合

法，不會對人體造成危害。然而事實上，這些食品添加物都不是我們人體需要的成分，食品添加物畢竟是人工合成居多，非必要之情況下，能減少食用最好。

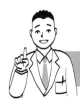

營養師小結論

「合成」與「天然」的維他命，在化學結構上是相似的，沒有差異性。目前未有科學證據指出哪一種比較好，因為兩者進入人體，都可以發揮相同的營養生理功能。

以健康效益來說，「天然維他命」因為來自天然食物，如來自蔬菜水果或者全穀類及堅果種子等，因此能提供各種抗氧化的「植化素」及改善血脂與血糖的「膳食纖維」，整體來說，「天然維他命」的營養附加價值是「合成維他命」所無法比擬。

只有某些特殊情況下的族群（如全素者或者脂肪吸收不良者等），建議可以適當補充「維他命或礦物質」的補充劑。主要考量原因是，某些維他命只出現在動物性食品，如維他命B12，全素者需適當攝取膳食補充品，才能避免營養素缺乏。而脂肪吸收不良者容易缺乏脂溶性維他命 A、D、E、K，適當使用膳食補充品，可以彌補飲食的吸收不足，避免短期內營養素缺乏，其實反而是有利於健康的。

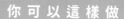

　　一般健康成人，透過攝取多樣化的均衡飲食，來補充天然的維他命是最理想的方式。多樣化均衡飲食包含：大量豐富的蔬菜水果、全穀類、堅果種子、豆類、非熱帶種子（不包括椰子油、棕櫚油）的植物油、適量的低脂乳製品、適量的家禽瘦肉與海鮮類（包括每週至少 2 份去皮去內臟的深海魚）。可以確保攝取足夠的維他命、礦物質及植化素。

　　以下是「富含維他命的食物來源表」，分別列出水溶性維他命與脂溶性維他命如何從日常飲食中適量攝取。

水溶性維他命

維 他 命 B 1

學名：硫胺（Thiamin）

每日的建議攝取量

成人男性：1.2 毫克

成人女性：0.9 毫克

主要的生理功能

1. 參與體內正常能量代謝。
2. 有助於維持正常的神經系統、皮膚及心臟生理功能。

含量豐富的食物來源

1. 未加工的全穀類，都是不錯的來源，如糙米、燕麥、小麥、大麥、蕎麥等。
2. 豆類（如黃豆、黑豆、紅豆、綠豆等）及種子類（如南瓜子、葵花子等。）
3. 酵母。
4. 動物性食品，如一般畜牧之瘦肉（豬、牛）及內臟（豬肝）都含有豐富的維他命 B1。

缺乏症狀

1. 缺乏維他命 B1 易引起腳氣病（Beriberi）。伴隨神經系統異常、水腫、肌肉質量流失。
2. 可能缺乏時的症狀：如疲倦、食慾減退、心跳加速等。

水溶性維他命

維 他 命 B 2

學名：核黃素（Riboflavin）

每日的建議攝取量

成人男性：1.3 毫克

成人女性：1.0 毫克

主要的生理功能

1. 參與體內正常能量代謝。
2. 有助於維持皮膚的健康。

含量豐富的食物來源

1. 豐富的來源主要是乳製品類，如牛奶、優格、起司等製品。
2. 全穀類、豆類、堅果種子含有部分的維他命 B2。
3. 動物內臟（豬肝、牛肝等）及蛋黃。

缺乏症狀

1. 缺乏維他命 B2 主要引起口角炎、口唇相關病變。
2. 常見缺乏症狀主要是口腔、食道的發炎與異常，如：咽喉紅腫、酸痛，嘴唇周圍的發炎、腫脹的舌頭等。
3. 因參與能量代謝，缺乏或不足者，也伴隨有疲倦、虛弱症狀。

水溶性維他命

維 他 命 B 3

學名：菸鹼素（Niacin）

每日的建議攝取量

成人男性：16 毫克
成人女性：14 毫克

主要的生理功能

1. 參與體內正常能量代謝。
2. 有助於維持正常的皮膚、神經系統、消化道及黏膜功能。
3. 參與體內多數酵素合成反應，包含醣類、脂質、蛋白質的合成與代謝。

含量豐富的食物來源

1. 對營養過剩的今日，缺乏情況非常少見。主要來源是：大部分動物性食品及內臟，都可以提供豐富的維他命 B3，如家禽肉類（雞胸肉、蛋黃）、畜牧肉類（豬肉、牛肉）、海鮮類等。
2. 未加工的全穀類（如糙米、大麥、小麥、燕麥等）及豆類（黃豆、黑豆等）、堅果種子類（南瓜子、核桃、腰果）是不錯的食物來源。
3. 一般的茶葉與咖啡也有少量的維他命 B3。

缺乏症狀

1. 缺乏維他命 B3，主要引起皮膚、消化系統、神經系統的異常，伴隨有腹瀉、皮膚發炎、心智功能異常，臨床上統稱為「癩皮病（Pellgra）」。
2. 因參與能量代謝，缺乏或不足者，也伴隨有疲倦、虛弱症狀。

水溶性維他命

維 他 命 B 6

學名：吡哆辛（Pyridoxine）

每日的建議攝取量	含量豐富的食物來源

所有成人：1.5 毫克

主要的生理功能

1. 主要參與體內蛋白質、胺基酸的正常代謝。
2. 參與神經傳導物質的正常合成要素之一。
3. 維持紅血球的正常型態並協助合成血紅素。

含量豐富的食物來源

1. 原則上「蛋白質」豐富的食物，都是維他命 B6 豐富的來源，因此各種動物肉類（豬、牛及家禽類）、內臟（豬肝、牛肝），以及海鮮類，都提供了優質來源。
2. 植物食品中，未加工的全穀類、堅果種子及部分水果（特別是香蕉）都可以提供良好的維他命 B6。

缺乏症狀

1. 因維他命 B6 參與血紅素的正常製造，缺乏情況下，會使紅血球型態異常、變小引起「小球性低色素貧血」。
2. 維他命 B6 參與體內多數神經傳導物質的合成，缺乏者會引起神經系統的病變，如肌肉失調、痙攣等。
3. 胺基酸的代謝受阻，引起一種胺基酸的中間產物，「同半胱胺酸」升高，增加心血管疾病的風險。

水溶性維他命

葉 酸

Folate/Folic Acid

每日的建議攝取量

所有成人：400 微克

主要的生理功能

1. 參與體內核蛋白與核酸的正常生合成。
2. 有助於紅血球的正常生長。
3. 對於胎兒早期的神經系統發育非常重要。因此，懷孕婦女要特別注意葉酸的補充，必須足夠，避免不足。

含量豐富的食物來源

1. 綠色的蔬菜類多是良好來源，如蘆筍、菠菜、花椰菜、龍鬚菜、甘藍菜、韭菜等。
2. 動物性肉類通常比較缺乏，但動物性內臟例外，如豬肝、牛肝等，反而可以提供含量豐富的葉酸。

缺乏症狀

1. 葉酸缺乏或不足的情況下，會引起紅血球的生長異常，形成「巨球性貧血」。
2. 可能影響生長發育及神經系統異常。
3. 懷孕初期，若母體缺乏葉酸，容易增加胎兒神經系統缺陷的風險。因此，針對正準備懷孕的婦女，攝取足夠的葉酸非常重要。
4. 缺乏者也容易使「同半胱胺酸」升高，增加心血管疾病的風險。

水溶性維他命

維 他 命 B 1 2

學名:鈷胺素(Cobalamin)

每日的建議攝取量

所有成人:2.4 微克

主要的生理功能

1. 與「葉酸」的相互合作,共同參與體內核酸的代謝。
2. 有助於紅血球的正常生長。
3. 有助神經系統的正常功能。

含量豐富的食物來源

1. 動物性食品是維他命 B12 的主要來源,各種動物肉類(畜牧類、家禽類)及內臟、海鮮類都含量豐富。
2. 乳製品(如牛奶、起司等)也有少量的維他命 B12。
3. 植物性食品幾乎缺乏。因此,全素者容易有維他命 B12 缺乏情況,適時補充膳食補充品,或適當選擇有「營養強化」添加的全穀類、麥片等都是理想的方法。

缺乏症狀

1. 因參與紅血球的正常生長,不足或缺乏者會引起「惡性貧血」。
2. 神經系統病變,包括運動失調、周圍神經發炎等。

水溶性維他命

生　物　素

Biotin

每日的建議攝取量

所有成人：30 微克

主要的生理功能

1. 參與能量與胺基酸的正常代謝功能。
2. 與正常的生長發育有關。
3. 有助於維持皮膚及黏膜的健康狀態。

含量豐富的食物來源

1. 動物性食品來說，一般動物性肉類（家禽及畜牧類）、內臟及蛋黃都含有生物素。
2. 植物性食品，多數的全穀類、豆類、花生等也可提供豐富的生物素。

缺乏症狀

缺乏的情形非常少見，因大多的動物性、植物性食品都含有生物素。缺乏情形症狀包括疲倦、皮膚異常、掉髮等。

水溶性維他命

泛 酸 / 本 多 酸

Pantothenate/ Pantothenic Acid

每日的建議攝取量

所有成人：5 毫克

主要的生理功能

1. 參與能量與胺基酸的正常代謝功能。
2. 參與體內的膽固醇、脂肪、胺基酸生合成。
3. 有助於維持皮膚及黏膜的健康狀態。

主要的生理功能

1. 所有動物性食品，如一般的家禽、畜牧肉類、蛋黃都含有豐富的泛酸。
2. 所有植物性食品，如全穀類、豆類、堅果種子類、菇類、花生等，也可提供豐富的泛酸。

缺乏症狀

動物性或植物性食品幾乎都是泛酸的良好來源，因此缺乏情況非常少見，只有嚴重營養不良者，才可能有泛酸缺乏的情況。症狀包括，疲倦、全身無力、對冷熱感覺異常等。

水溶性維他命

維 他 命 C

學名：抗壞血酸（Ascorbic acid）

每日的建議攝取量

所有成人：100 毫克

主要的生理功能

1. 參與體內膠原蛋白的核合成，參與傷口的癒合。
2. 維持身體細胞排列的緊密性與結締組織的正常功能。
3. 具有抗氧化作用，有助於清除過氧化物。
4. 可以增強鐵質、鈣質等礦物質之吸收。

含量豐富的食物來源

維他命 C 只出現在植物性食品，以蔬菜、水果最為豐富。因維他命 C 不耐高溫，因此生食蔬菜或水果是最理想方式，蔬菜類如：番茄、甜椒、青椒、甘藍菜、高麗菜等。水果類包括，柳橙、檸檬、奇異果、芭樂、櫻桃、草莓、葡萄柚等。

缺乏症狀

維他命 C 的缺乏會引起「壞血病」（Scuvry），症狀包括：牙齦出血、身體會有多處的微血管破裂、傷口癒合緩慢、免疫力降低（白血球功能受影響）、虛弱無力等。

脂溶性維他命

維 他 命 A / 類 胡 蘿 蔔 素 （以β - 胡蘿蔔素為主）

學名：視網醇（Retinol）、視網酸（Retinoic Acid）
視網醛（Retinal）

每日的建議攝取量

成人男性：600 毫克
成人女性：500 毫克

主要的生理功能

1. 有助於維持暗處的視覺功能，
   參與暗視野的視覺循環
2. 增進皮膚與黏膜的正常運作。
3. 幫助骨骼及牙齒之正常生長。

含量豐富的食物來源

動物性食品：主要以維他命 A 形
式存在於動物肝臟、蛋黃及乳製
品（如牛奶、起司、優格等）。
植物性食品：以 β- 胡蘿蔔素為主，
可在體內轉換成有活性的維他命
A。通常，黃色、紅色、橘色等鮮
豔的蔬菜水果都是良好來源，如
紅蘿蔔、南瓜、甜菜，以及菠菜。

缺乏症狀

維他命 A 缺乏多出現在營養不良的族群，特別是開發中國家。一系列的
視力受損及眼部疾病是最常見的症狀，如夜盲症、乾眼症，另外可能會影
響生長發育，且免疫力降低，並增加疾病感染的風險。

脂溶性維他命

維 他 命 D

學名：膽鈣化醇（Cholecalciferol）

每日的建議攝取量

所有成人：5 微克
51 歲以上之族群：則建議增加至
10 微克。

主要的生理功能

1. 幫助鈣質吸收。
2. 有助於維持牙齒及骨骼的健全
   發展。
3. 參與體內鈣質調節，以維持肌
   肉、神經系統之正常功能。

含量豐富的食物來源

動物性食品是主要的來源，如乳
製品（起司、牛奶、優格等）、
蛋黃、動物內臟（豬肝、牛肝）、
深海魚。

對全素者來說，適當的陽光照射，
可以幫助體內合成維他命 D，不
至於有缺乏的風險。若很少接觸
陽光，則需要進一步補充膳食補
充品。

缺乏症狀

1. 維他命 D 缺乏主要影響骨骼的發展，導致骨骼無法進行正常的礦化作
   用，而產生軟骨症，也可能影響骨骼的生長發展，易使骨骼變形。
2. 減少鈣質吸收，增加骨質疏鬆症的風險。

脂溶性維他命

維 他 命 E

學名：生育醇（Tocopherol）

每日的建議攝取量

所有成人：12 微克

主要的生理功能

1. 減少不飽和脂肪的氧化，有助於維持細胞膜的完整性。
2. 具有抗氧化作用，幫助體內清除自由基及過氧化物減少氧化性傷害。

含量豐富的食物來源

維他命 E 最豐富的來源是植物性的油脂類及堅果種子。常見植物油如：沙拉油、花生油、紅花籽油、橄欖油等。堅果種子包含：核桃、芝麻、腰果、小麥胚芽、南瓜籽等。

缺乏症狀

維他命 E 缺乏情況很少見，多半是脂肪吸收不良，造成維他命 E 吸收降低。缺乏症狀如：溶血性貧血（常出現於新生兒）、神經退化、疲倦等。

脂溶性維他命

維 他 命 K

學名：Phytonadione（Vitamin K1）
　　　Menaquinone（Vitamin K2）

每日的建議攝取量

成人男性：120 微克
成人女性：90 微克

主要的生理功能

1. 活化肝臟及血液中凝血的蛋白
   質，參與體內正常凝血功能。
2. 參與骨骼的代謝，促進骨骼鈣
   化。

含量豐富的食物來源

維他命 K 最主要來源是植物性食
品（維他命 K1），其次為人體內
腸道菌自行合成維他命 K（維他
命 K2，所以長期使用抗生素者，
可能增加缺乏的風險）。

一般來說，綠葉蔬菜類，可以提
供較高的維他命 K，如綠花椰菜、
甘藍、萵苣、菠菜、美生菜、高
麗菜、蘆筍、芹菜等。其次為豆
類產品，如扁豆、黃豆、花豆等。
動物性食品提供非常少量的維他
命 K，並不是理想的來源。

缺乏症狀

1. 主要常見缺乏者是新生兒、脂肪吸收不良及長期使用抗生素藥者，一
   般成人比較少見。
2. 缺乏情況下最直接影響就是凝血功能的異常，包括傷口出血的時間增
   加。另外，維他命 K 缺乏也可能增加骨質疏鬆的風險。

參考文獻（註）：

1. Burton, G.W., Traber, M.G., Acuff , R.V., Walters, D.N., Kayden, H., Hughes, L., Ingold, K.U. (1998). Human plasma and tissue alpha-tocopherol concentrations in response to supplementation with deuterated natural and synthetic vitamin E. American Journal of Clinical Nutrition, 67:669-684.

2. Neuhouser, M.L., Beresford, S.A., Hickok, D.E., Monsen, E.R. (1998). Absorption of dietary and supplemental folate in women with prior pregnancies with neural tube defects and controls. Journal of the American College of Nutrition, 17:625-630.

3. Carr, A.C., Vissers, M.C. (2013). Synthetic or food-derived vitamin C--are they equally bioavailable? Nutrients, 5:4284-4304.

4. Slavin, J.L., Lloyd, B. (2012). Health Benefits of Fruits and Vegetables. Advances in Nutrition, 3:506-516.

5. Lattimer, J.M., Haub, M.D. (2010). Effects of dietary fiber and its components on metabolic health. Nutrients, 2:1266-1289.

6. Chen, J., He, J., Wildman, R.P., Reynolds, K., Streiffer, R.H., Whelton, P.K. (2006). A randomized controlled trial of dietary fiber intake on serum lipids. European Journal of Clinical Nutrition, 60:62-68.

7. Liu, R.H. (2013). Dietary bioactive compounds and their health implications. Journal of Food Science, 78:A18-25.

8. Rodriguez-Casado, A. (2016). The health potential of fruits and vegetables. phytochemicals: notable examples. Critical Reviews in Food Science and Nutrition, 56:1097-1107.

9. Tucker, K.L. (2004). Dietary intake and coronary heart disease: a variety of nutrients and phytochemicals are important. Current Treatment Options in Cardiovascular Medicine, 6:291-302.

10. Liu, R.H. (2003). Health benefits of fruit and vegetables are from additive and synergistic combinations of phytochemicals. American Journal of Clinical Nutrition, 78:517S-520S.

11. El Khoury, D., Cuda, C., Luhovyy, B.L., Anderson, G.H. (2012). Beta glucan: health benefits in obesity and metabolic syndrome. Journal of Nutrition and Metabolism, 2012: Article ID 851362, 28 Pages.

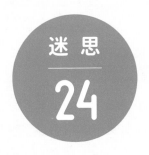

迷 思

24

聽說補充益生菌可以改善過敏
性鼻炎？鼻子過敏的朋友真的
有救了嗎？

🔍 科學觀點

由益生菌對人體免疫調節的影響與相關研究指出，對症
下藥，盡量減少接觸過敏原，才是有效的治療方法。

? 也許你會聽說

　　某天放學，就讀小學一年級的小芸從學校走了出來，忍不住打了好幾個噴嚏，接著又不斷用手揉著眼睛。小芸媽媽見狀趕緊幫小芸搭了件外套，此時，旁邊的陳媽媽見了便說：「你女兒是過敏性鼻炎嗎？看起來跟我們家的寶貝很像，只要一接觸冷空氣，就會一直打噴嚏、流鼻水，有時還會揉眼睛跟鼻子。」小芸媽媽點頭說：「對啊，上次去診所時，醫生也說我們家妹妹有過敏性鼻炎的體質。」陳媽媽接著說：「聽說吃益生菌可以改善過敏性鼻炎喔！」陳媽媽一番話，讓小芸媽媽不免心動，心想與其讓小朋友長期吃類固醇藥物減緩鼻子過敏，倒不如吃益生菌還比較安全，至少用不著擔心藥物副作用。補充益生菌對「過敏性鼻炎」似乎有正面的幫助，有鼻子過敏困擾的朋友們，是否有補充的必要呢？

事實的真相是

　　補充「益生菌」用以減緩或者改善「過敏性鼻炎」的相關症狀，在科學文獻的蒐集上，不論是「幼童」或者「成人」，其實僅有少數的研究顯示出正面的成果。不過在這之前，想先讓大家了解，並不是所有的乳酸菌或某些廠商特定標榜的「菌種」，都能定義為「益生菌」（Probiotics）。

關鍵概念釐清　01

「益生菌」一詞不能被過度濫用，依「世界衛生組織」（WHO）之定義，要宣稱產品是「益生菌」須經過一套嚴謹且完整的科學研究佐證。「過敏性鼻炎」是指人體的鼻腔黏膜受到外界過敏原刺激後，產生過度敏感的發炎反應。補充益生菌只能視為一種輔助的方法，並不具有治療「過敏性鼻炎」的作用，更不能取代正規醫療診治。

　　廣義上來説，益生菌泛指「能棲息且繁殖於在宿主（如人體），並對宿主產生健康效益的一群微生物」。依「世界衛生組織」（WHO）在 2002 年公布的「食品益生菌之評估指引」（Guidelines for the Evaluation of Probiotics in Food），針對「益生菌」之認定標準，提出四項基本要件（註1）：

1. 益生菌必須要有明確的屬、種、株。
2. 益生菌必須有「細胞培養試驗」、「動物試驗」及「人體試驗」的食用性安全報告。
3. 益生菌需有「隨機雙盲 - 實驗組對照組之研究設計」（Double blind, randomized placebo-controlled, DBPC）的實驗結果，並且有足夠、合理的樣本數，並依實驗結果確認「該菌株」對人體有統計上顯著的健康效益存在。
4. 益生菌產品必須提供消費者以下標示資訊：

（1）有效的含量及屬／種／株的名稱。

（2）保存期限。業者應有足夠證據（如安定性試驗的報告）顯示產品在保存期限之內，益生菌至少可接受的活菌數量。並且在最低的活菌數量之上，並能發揮業者所宣稱的健康效益。

（3）適當的儲存條件。

　　由此可見，如果業者要宣稱產品是「益生菌」，必然都要經過一系列嚴謹且完整的科學研究佐證。否則，嚴格說來，依WHO之定義就不能認定為「益生菌」。市面上許多產品紛紛標榜為益生菌，但以科學文獻來檢視，只有「少數」菌種有完整的科學依據佐證。甚至，同一菌種下，不同菌株都可能存在差異。近年來，媒體及食品業者的商業話術，往往欠缺科學資料的佐證，有時難免會過度誇大「益生菌」對健康帶來的好處，而誤導消費大眾。其實，還是要向大家強調一點，「益生菌」是食品，並非藥品，補充益生菌只是一種輔助的方法，並不具有治療「過敏性鼻炎」的效能，也不能取代正規醫療。

　　「過敏性鼻炎」是什麼呢？簡單來說，是人體的鼻腔黏膜受到外界過敏原的刺激，而產生過度的發炎反應。這些發炎反應會引發一系列的過敏症狀，包括鼻腔黏膜腫脹、鼻塞、打噴嚏、流鼻水、鼻子搔癢等，有些症狀也會伴隨眼睛結膜的搔癢，最常見的就是小朋友會不由自主的揉眼睛、鼻子等部位，久而久之眼部下方產生黑眼圈、鼻角產生橫紋的現象。

關鍵概念釐清 02

「益生菌」是包含一群廣泛的各種菌種，各研究使用不同菌種及菌株，因此結果產生很大的分歧性。大部分的研究雖然支持補充益生菌，有助於生活品質的改善，但是這部分受參加者主觀的影響較深。因為實際上，「減緩鼻過敏症狀」及「免疫分析」這兩類指標，多數研究並未呈現出正面結果。

　　「補充益生菌」是否真的可以改善「過敏性鼻炎」？以研究來說，益生菌的介入型態有很多種，包括：發酵的優酪乳、優格、以菌粉充填成膠囊或者打成錠狀的食品。實驗設計上，比較理想的研究模式是「隨機雙盲的實驗組-對照組設計」。

　　這個研究是指，找來一群有過敏性鼻炎的人，他們的基本健康狀況，如年齡、身高、體重、過敏性鼻炎的嚴重程度，都非常相似，沒有太大差異。然後進行隨機分組，「實驗組」給予益生菌的產品，「對照組」則給予不含益生菌的產品。這些產品必須外觀、味道都非常相似，無法分出差異性。而參加實驗的人以及實驗介入者（研究人員），都不知道哪一個產品含有益生菌，這就是所謂的「隨機雙盲的實驗組-對照組設計」，才能降低人為誤差，公平的進行專業研究。實驗結束後，就會比較兩組的結果。通常只有統計分析人員，才知道誰吃了含益生菌的產品。那我們要如何知道「益生菌」究竟對「過敏性鼻

炎」有沒有幫助呢？通常，大部分的研究會使用以下三種方式評估：

1. 第一部分是「生活舒適度評分」（Rhinitis Quality of Life, RQLQ）。

   鼻子過敏的症狀真的十分惱人，如某一段時間內過度打噴嚏、鼻子搔癢等，都會影響日常生活的舒適度。因此，參加者會接受「問卷」或「人員訪視」，來詢問參加者的生活舒適如何？鼻子過敏是否對生活帶來不適？以這樣的方式評估，就是所謂的「生活舒適度評分」了。

2. 第二部分是「鼻過敏症狀之表現評分」（Rhinitis Total Symptom Scores, RTSS）。

   評估各種鼻過敏症狀的發生情況。通常以設計好的「問卷」，針對一系列過敏性鼻炎的症狀進行詢問，如「打噴嚏、流鼻水、眼睛癢、鼻子癢、鼻塞等」，並就「持續時間」、「發生頻率」及「嚴重程度」三個面向來詢問，RTSS 的分數越低，表示鼻子過敏的症狀就越輕微。

3. 第三部分就是「免疫分析」。

   即採集參加者的檢體，如抽血或分析鼻腔黏膜上的細胞，進行免疫分析。或許有些朋友對此感到好奇，「鼻子過敏」跟「免疫」之間存在什麼樣的關係呢？事實上，兩者息息相關，說是「因果關係」也不為過。當鼻子過敏症狀發生時，即表示體內的免疫系統，正在進行過度的「發炎反應」。因此，某些免疫細胞的活性及含量就會特別高，而免疫細胞產生的「特定蛋白質」及「細胞激素」這些成分

就會引起過敏症狀，觀察這些成分的含量變化，就是判斷過敏症狀非常重要的指標了。

　　一般來說，當發生鼻過敏時，如血液中「免疫球蛋白」的 IgE 含量就會上升；而免疫細胞也會分泌特定的「細胞激素」如：細胞介白素 -4（Interleukin-4, IL-4）、細胞介白素 -10（Interleukin-10, IL-10）及 γ- 干擾素（γ-Interferon）。鼻過敏時，鼻腔黏膜呈現腫脹狀，鼻腔黏膜細胞的「嗜酸性白血球」的數量也會增加。另外，一種特別的免疫細胞「淋巴球輔助 T 細胞」，在 Th1/Th2（第 1 型輔助 T 細胞 / 第 2 型輔助 T 細胞）的比例也會改變，若 Th2 的比例過高，就相對使「免疫球蛋白」中的 IgE 上升，而造成微血管擴張，形成鼻腔黏膜腫脹而導致鼻塞的症狀。

　　換句話說，鼻過敏與免疫之間可說是密不可分。

　　當我們吃進「益生菌」後，通過消化器官的極端環境（如酸性的胃酸 pH 值約 2-3），這時若仍存活性的益生菌，就會棲息在宿主體內（主要是人體腸道）。美國科學家 Noverr 及 Huffnagle 在 2004 年發表的一項專題報告指出，「腸道的菌叢生態（Gut flora）可以調節人體的免疫功能，被認為是益生菌改善過敏性鼻炎的可能機轉（註2）」。因此，補充益生菌的參加者，除了自我評估鼻過敏症狀是否改善之外，再佐以「免疫分析」佐證，更可以幫助科學家們進一步瞭解「益生菌」與「過敏性鼻炎」的關係。

　　市面上，標榜「益生菌」的產品可說五花八門，但在科學文獻裡，使用在輔助及改善「過敏性鼻炎」症狀，最常見的益

生菌分為兩大類，一是「乳酸菌屬」（*Lactobacillus*），二是「比菲德氏菌屬」（*Bifidobacterium*）。每一種「菌屬」底下再細分「菌種」，常見使用的菌種有以下七種：

1. 比菲德氏菌龍根菌種（*Bifidobacterium longum*）。
2. 嗜酸乳桿菌種（*Lactobacillus Acidophilus*）俗稱 A 菌。
3. 芽孢桿菌種（*Bacillus clausii*）。
4. 副乾酪乳酸桿菌種（*Lactobacillus paracasei*）俗稱為 LP 菌。
5. 乾酪乳酸桿菌種（*Lactobacillus casei*），俗稱 C 菌。
6. 鼠李糖乳桿菌種（*Lactobacillus rhamnosus*）。
7. 雙歧桿菌種」（*Bifidobacterium bifidum*）。

　　「益生菌」是一種廣泛的名稱。身為消費者，當我們聽到「某某益生菌產品」可能對減輕「過敏性鼻炎」的症狀有幫助時，最好的方法是，先確認這個產品用了哪些「菌種」，而這些菌種有沒有相關科學文獻的佐證。然而，每一個菌種底下可再細分「菌株」，因此，同一菌種，不同菌株也可能存在不同的「特異性」。所謂「特異性」是指，這個菌株對某一群人真的是有幫助的，但對另外一群人，可能就沒有實質的幫助了。以下我們就回顧幾篇「補充益生菌是否可以改善鼻過敏」的研究成果。

　　日本科學家 Ishida 等人在 2005 年發表一項飲食介入研究，該研究採用「隨機雙盲的實驗組 - 對照組設計」，針對 49 位長年性過敏性鼻炎的成人，給予含有「嗜酸乳桿菌」（使用 *Lactobacillus acidophilus strain L-92* 菌株）的發酵乳，進行為期 8 週。結果發現，食用發酵乳的成人，在整體的「鼻過敏症

狀之表現評分」上有明顯的改善。然而，就「免疫分析」來説，「輔助 T 細胞 Th1/Th2 之比例」及「免疫球蛋白」中的 IgE 數量這兩個項目卻沒有明顯的變化（註3）。

　　法國、丹麥、比利時三個國家在 2014 年發表一項跨國研究，該研究名為「GA2EN 研究計畫」，是一項大型的「隨機雙盲的實驗組 - 對照組設計」飲食介入研究。實驗組給予「副乾酪乳酸桿菌」（使用 *Lactobacillus paracasei LP-33* 菌株）補充，進行為期 5 週，結果發現，補充乳酸菌後，參加者在整體的「生活舒適度評分」有明顯的改善，然而「鼻過敏症狀之表現評分」卻沒有明顯的改變，只有一項「眼睛搔癢」的症狀有明顯的改善（註4）。

　　另一篇研究來自臺灣成功大學醫學院的科學家 Chen 等人在 2010 年所發表，並顯示了正面成果。該研究是一項大型的「隨機雙盲的實驗組 - 對照組設計」飲食介入研究，針對 105 位 6~12 歲有過敏性鼻炎的孩童進行研究。實驗組（49 位）給予「加氏乳桿菌種」（使用 *Lactobacillus gasseri A5* 菌株）補充，進行為期 8 週，結果顯示：實驗組在整體的「鼻過敏症狀之表現評分」上有明顯的改善。並且透過「免疫分析」，發現免疫細胞其分泌的細胞激素如干擾素 -γ、IL-12、及 IL-13 這些指標均有明顯的降低，此篇研究證明補充該益生菌後，可以減少發炎介質的產生，而改善鼻過敏症狀（註5）。

　　以上三篇研究分別使用三種不同菌種，儘管結果正面，但評估的項目卻不一致。然而「益生菌」是包含一群廣泛的各種菌種，因此以下各回顧一篇「文獻統整後設分析」（Meta-analysis）及綜合性的「回顧文獻」（literature review），盡可能以整體、客觀的角度來分析評估。

第一篇是綜合性的「回顧文獻」。加拿大科學家 Vliagoftis 等人在 2008 年發表的研究，對益生菌改善鼻過敏有不同的看法。作者彙整 12 篇不同益生菌的飲食介入研究，研究期間由 5 週到 1 年不等，參加者具有「過敏性鼻炎」的特性，年齡從 2 歲幼童到 50 歲成人，共分析 726 位參加者資料。其中 9 項研究結果顯示，給予益生菌補充後，在整體的「鼻過敏症狀之表現評分」（主要評估 5 項：打噴嚏、鼻塞、流鼻水、鼻子搔癢、眼睛搔癢）均有明顯的改善。但是，進一步觀察「免疫分析」，12 篇研究中，其中 9 篇研究結果顯示，與過敏有關的免疫細胞指標，如細胞介白素 IL-4、IL-10 的濃度、免疫球蛋白中的 IgE 數量、嗜酸性白血球之數量、輔助 T 細胞 Th1/Th2 的比例及干擾素的含量共 5 個項目，補充益生菌之後，基本上都沒有明顯的改變（註 6）。

再者，我們來看透過數據分析的「文獻統整後設分析」，美國科學家 Zajaz 等人在 2015 年發表的研究，該研究彙整了 23 篇不同益生菌的飲食介入研究（其中 21 篇採「隨機雙盲的實驗組 - 對照組設計」）。該研究共分析了 1919 位「過敏性鼻炎」的成人。結果指出，大部分人補充益生菌後，在整體的「生活舒適度評分」有明顯的改善，然而，在整體的「鼻過敏症狀之表現評分」及「免疫分析」（多篇研究都是檢測免疫球蛋白中的 IgE 數量），補充益生菌後其實沒有明顯改變（註 7）。

　　綜合以上，可以發現各研究的結果是相當分歧的。第一部分「生活舒適度評分」，雖然大部分參與者認為補充益生菌後確實可以改善生活品質，但我個人認為，可能原因是受到參加者主觀上「心理期待效果」的影響所致。最主要的推論依據在第二部分「鼻過敏症狀之表現評分」及第三部分「免疫分析」，並沒有呈現正面的結果。

　　同樣都是益生菌，為何每個研究會有如此大的差異？英國科學家 Kramer 及 Heath 在 2014 年的綜合性的「回顧文獻」，提出了兩點可能原因 (註8)：

1. 益生菌是廣泛的統稱，不同菌種有不同的差異，即便是同一菌種，但不同菌株，結果都可能不一樣（即特異性）。

2. 人體的腸道細胞每天都會不斷的再生及脫落，益生菌要吃「多少量」、「要持續多久的時間」，才能讓益生菌長期棲息在腸道，發揮健康的效益？因每個研究設定的條件都不一樣，「菌株的特異性」及「研究設計的差異」都可能是造成「益生菌」研究產生結果分歧的因素。

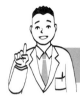

營 養 師 小 結 論

　　目前僅有零星的研究證明，補充「益生菌」可以減緩「過敏性鼻炎」的症狀。然而，透過全面性的「文獻統整後設分析」，結果顯示，在整體的「鼻過敏症狀之表現評分」及「免疫分析」（如免疫球蛋白中的 IgE 數量），補充益生菌並沒有明顯的幫助。

　　補充「益生菌」可被視為一種輔助性的保健方法。若是鼻過敏症狀輕微的朋友，的確可以考慮適度補充。有鑑於市面上的產品良莠不齊，建議以衛生福利部通過的「健康食品認證」為優先考量，因該產品已通過經過嚴謹的「食用安全性評估」及「保健功效性評估」，相對來說，品質多一層保障。

　　「益生菌」是食品，並非藥品，因此並不具有治療「過敏性鼻炎」作用，也不能取代正規醫療。若「過敏性鼻炎」症狀已嚴重影響生活作息，應尋求正規的醫療途徑。現代醫學發達，治療過敏性鼻炎的藥物多半副作用低，建議與自己信任的醫師充分討論，對症下藥才能有最好的治療效果。

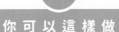

　　遠離「過敏性鼻炎」，應從整體的環境著手，而不是把重心放在補充「益生菌產品」。環境上，盡可能減少接觸過敏原，實質做法請參考以下五點：

1. 定期清掃環境、清洗床單、枕套（用熱水清洗），定期清洗容易藏匿塵蟎的家具，如毛毯、厚窗簾等。

2. 透過定期使用空氣清淨機及除濕機，來減少空氣的潮濕度，降低霉菌滋長的機會，並過濾灰塵與雜質，並且要定期更換濾網。

3. 維持環境整潔，確實做好病媒的防治，事實上，臺灣多處於悶熱潮濕的氣候，除了塵蟎之外，蟑螂會帶來不少過敏原，因此環境清潔是首要步驟。

4. 減少接觸二手煙。

5. 若鼻過敏症狀嚴重影響到生活，應尋求專業的醫療途徑，如接受減敏治療、過敏原分析、鼻腔黏膜分泌物的化驗等，可進一步找出致病的過敏原，作為環境整潔的依據。

參考文獻（註）：

1. Drafting guidelines for the evaluation of probiotics in food. (2002). Joint FAO/WHO Working Group Report. 網　址：http://www.who.int/foodsafety/fs_management/en/probiotic_guidelines.pdf

2. Noverr, M.C., Huffnagle, G.B. (2004). Does the microbiota regulate immune responses outside the gut? Trends in Microbiology, 12:562-568.

3. Ishida, Y., Nakamura, F., Kanzato, H., Sawada, D., Hirata, H., Nishimura, A., Kajimoto, O., Fujiwara, S. (2005). Clinical effects of Lactobacillus acidophilus strain L-92 on perennial allergic rhinitis: a double-blind, placebo-controlled study. Journal of Dairy Science, 88:527-533.

4. Costa, D.J., Marteau, P., Amouyal, M., Poulsen, L.K., Hamelmann, E., Cazaubiel, M., Housez, B., Leuillet, S., Stavnsbjerg, M., Molimard, P., Courau, S., Bousquet, J. (2014). Efficacy and safety of the probiotic Lactobacillus paracasei LP-33 in allergic rhinitis: a double-blind, randomized, placebo-controlled trial (GA2LEN Study). European Journal of Clinical Nutrition, 68:602-607.

5. Chen, Y.S., Jan, R.L., Lin, Y.L., Chen, H.H., Wang, J.Y. (2010). Randomized placebo-controlled trial of lactobacillus on asthmatic children with allergic rhinitis. Pediatric Pulmonology, 45:1111-1120.

6. Vliagoftis, H., Kouranos, V.D., Betsi, G.I., Falagas, M.E. (2008). Probiotics for the treatment of allergic rhinitis and asthma: systematic review of randomized controlled trials. Annals of Allergy, Asthma & Immunology, 101:570-579.

7. Zajac, A.E., Adams, A.S., Turner, J.H. (2015). A systematic review and meta-analysis of probiotics for the treatment of allergic rhinitis. International Forum of Allergy & Rhinology, 5:524-532.

8. Kramer, M.F., Heath, M.D. (2014). Probiotics in the treatment of chronic rhinoconjunctivitis and chronic rhinosinusitis. Journal of Allergy, 2014:983635.

迷 思
25

排便不順的時候，吃益生菌有
幫助嗎？要吃多少、吃多久才
會改善呢？

🔍 科學觀點

解析益生菌對腸道功能影響與飲食介入研究，說明攝取
足夠的膳食纖維與水分，而非單一依賴補充益生菌，才
能真正改善便祕困擾。

也許你會聽說

　　Sabrina 是一名銀行理財專員，三餐還算定時定量，因工作關係需長時間、密集性與客戶商談，故不能離開工作崗位太久，同時她本身有些許潔癖性格，一直以來對於在外「如廁」這件事，心理總有跨不過的障礙。種種原因，導致「便祕」成為 Sabrina 生活中最大的頭號難題。為難言之隱試過各種方法的 Sabrina，仍希望透過比較溫和、健康的方式來解決問題。最近同事聊天時隨口提到，吃益生菌可以幫助解決排便困擾，讓 Sabrina 聽了很心動，但她只想用科學角度，認真地釐清內心的疑問：排便不順時，吃益生菌真的有幫助嗎？其中的原理是什麼？而要吃多少、吃多久才可能改善困擾呢？

事實的真相是

　　「功能性便祕」是許多現代人常有的生活習慣病，尤其以女性比例較高。所謂「功能性便祕」是指在沒有特定疾病下引起之便祕。原因多半不明，可能與本身腸道蠕動緩慢、壓力過大、不良之生活作息（如無法養成固定時間排便的習慣）、飲食習慣不良（如膳食纖維攝取不足、液體攝取較少等）、藥物干擾等多重原因都可能影響。一般來說，便祕並沒有特定單一的定義及規範，但國際上普遍都以羅馬式診斷法（Rome III criteria）做為參考準則，如以下五點：

在過去三個月內，若有超過以下兩個症狀時，即可認定是「功能性便祕」。

1. 排便有如彈丸狀之硬結。
2. 排便過程非常費力。
3. 感到排便不完整、斷斷續續或有阻塞感。
4. 排便時需要手指輔助。
5. 排便頻率每週少於三次。

　　在展開科學文獻探究之旅前，我們先來了解，並不是所有廠商特定標榜的「菌種」，都能被認為是「益生菌」（Probiotics）。關於「益生菌」的詳細定義，請參考「迷思24」（第319頁）。另外，「益生菌」是包含一群廣泛的各種菌種，因為各研究使用不同菌種及菌株，結果會產生很大的分歧性。因此在文獻參考上，主要以「文獻統整後設分析」（Meta-analysis）模式為主，以減少菌種之間的差異性。

　　首先，英國科學家 Dimidi 等人於 2014 年發表的研究中，彙整了 14 篇「隨機對照試驗」（Randomized Controlled Trials, RCTs）的研究結果，分析的樣本數共 1182 位成人，主要是探討「補充益生菌」對成人「功能性便祕」是否有所幫助。在這14 篇研究中，以菌屬分類，「比菲德氏菌屬」（*Bifidobacterium lactis*）占了 6 種，「乾酪乳酸桿菌屬」（*Lactobacillus casei*）占了 4 種，其他則是不同菌屬。益生菌的補充方式很多元，都是你我可以在市面上看到的型態，如膠囊、錠狀、粉狀包、優酪乳、優格等。超過 70% 的實驗者都是女性，每個研究的實驗期間為 2 週到 1 個月不等，簡單來說，這篇文獻整合的研究

呈現兩種主要結果：

1. 平均來說，相較沒有補充益生菌的成人，補充益生菌成人的排便次數頻率增加為 1.3 次 / 每週。

2. 消化後之食糜在「腸道通過時間」（Intestinal Transit time, ITT）則減少了 12.4 小時。

　　什麼是「腸道通過時間」（ITT）？意即從進食那一刻起，經由咀嚼、消化、運輸、吸收，直到最終食物殘渣進入直腸，完成最後的排泄。一般正常人的「腸道通過時間」時間約 30~40 小時，較嚴重者可能高達 72 小時，這篇研究顯示，補充益生菌可縮短食物的「腸道通過時間」，可能是益生菌發揮作用，被認為是改善排便障礙的原因之一（註1）。

　　美國科學家 Miller 及芬蘭科學家 Ouwehand 於 2013 年共同發表一篇回顧文獻，作者彙整了 13 篇「隨機對照試驗」（Randomized Controlled Trials, RCTs）的研究成果，分析的樣本數共 464 位成人。主要是探討短期內補充益生菌，是否可以縮短成人消化後食糜的「腸道通過時間」。在這 13 篇研究中，主要集中在 3 種菌屬：「長雙歧桿菌」（*Bifidobacterium longum*）、「比菲德氏菌屬」（*Bifidobacterium lactis*）及「乾酪乳桿菌鼠李糖菌」（*Lactobacillus rhamnosus*）。然而，作者逐篇比較的 13 篇研究中，僅有 5 篇呈現正面的結果。也就是說，補充益生菌可以減少糞便在腸道停滯時間，從而改善「功能性便祕」。作者更進一步發現，年紀大於 40 歲的女性族群，改善的結果最為明顯（註2）。

　　相較於一般成人，老年人功能性便祕的問題更為常見，原

因可能是活動力不足、肌肉張力減弱的因素，導致腸道蠕動較為緩慢。西班牙科學家 Martínez-Martínez 等人在 2017 年發表的一項研究中，以綜合性的「回顧文獻」進行分析，主要是針對 65 歲以上老年人，探討補充益生菌，是否可以改善功能性便祕。

　　作者回顧了 4 篇「隨機對照試驗」以及 5 篇「觀察性報告」（Observational Report），分析的樣本數共 475 位老年人。結果顯示，相較於沒有補充益生菌的老年人，有補充益生菌的老年人，在功能性便祕的改善幅度約有 10~40%（註3）。

　　前面我們提到的是「成人」及「老年人」的功能性便祕，而「兒童」的功能性便祕也頗為常見。中國科學家 Huang 及 Hu 在 2017 年發表了一項研究，以「文獻統整後設分析」模式進行探討。作者彙整了 6 篇專門針對兒童所做的「隨機對照試驗」，結果指出，「相較於沒有補充益生菌的兒童，有補充的兒童，排便頻率相對明顯增加（註4）」。

　　前面 4 篇的文獻整合研究都呈現一致的正面性結果。由於「益生菌」泛指具有活性的微生物，且對宿主（人體）必須能夠產生健康效益。那麼，以生理機轉來看，補充「益生菌」是如何改變腸道的生理狀況，目前普遍被科學界接受的可能機制有以下三種：

1. 益生菌在腸道穩定繁殖，增加菌叢數：
   俄羅斯科學家 Khalif 等人在 2005 年發表的研究中，針對 57 位有功能性便祕障礙的成人，給予益生菌補充，並觀察成人腸道的菌叢生態。作者發現，排便頻率有明顯增加

的成人中，透過糞便採集與細菌培養，「比菲德氏菌屬」（*Bifidobacterium lactis*）及「乳酸桿菌屬」（*Lactobacillus casei*）存在的數目有明顯增加。作者認為，益生菌在腸道中穩定繁殖，可以改變腸道「滲透性」（Intestinal permeability），可能有助於排便的形成（註5）。

2. 益生菌可能調節腸道細胞的受體與「知覺功能」（Visceral perception）：

法國科學家 Rousseaux 等人在 2007 年發表的研究中，認為某些特定的益生菌，如「嗜酸乳桿菌屬」（*Lactobacillus acidophilus*），可與腸道上皮細胞作用，而調節腸道細胞的知覺功能。雖然以上的發現，主要是改善「過敏性腸道症候群」（Irritable Bowel Syndrome, IBS）這種特定腸道疾病的治療新方向，但同時這也意味著「益生菌」可以與腸道細胞的受體直接作用，而改變腸道的生理功能（註6）。

3. 益生菌透過不同的生理機制縮短了消化後之食糜的「腸道通過時間」（ITT）：

美國科學家 Waller 等人在 2011 年發表的研究中，指出某些特定的益生菌，可以分解食物中不被人體消化的「膳食纖維」，如果膠、半纖維素、果寡糖等。而「乳酸菌屬」底下的多數菌種大都具有這種消化特性的優勢。乳酸菌可以分解像「膳食纖維」這樣的複合性醣類，並產生乳酸，消化分解後的膳食纖維也提供乳酸菌本身的能量，並增加腸道的乳酸，降低腸腔內 pH 值。而另外一方面，「膳食纖維」被乳酸菌分解後，會形成「短鏈脂肪酸」。這些因素被認

為是「益生菌」發揮了作用，縮短了消化後食靡在「腸道停滯的時間」。作者在 2011 年進行一項「隨機對照試驗」就印證了這樣的推測。

　　這個研究針對 100 位成人補充不同劑量單位的益生菌——比菲德氏菌屬（*Bifidobacterium lacti*），經過 14 天後，被分配到吃高劑量益生菌的成人，有相對較明顯的「腸道排空時間」。因此，作者認為，補充益生菌要能達到足夠的量，才能能穩定棲息在腸道且不斷繁殖，可能透過不同生理機制（如增加乳酸降低腸腔 pH 值、增加短鏈脂肪酸等），縮短消化後食靡的「腸道通過時間」，最後增加排便的機會 (註7)。

關鍵概念釐清

　有鑑於多數研究呈現一致性的正面結果，當排便不順時，短期內適當補充益生菌，可能有助於改善排便障礙。而目前被接受的生理機制是，「益生菌」可以改變腸道的生理環境，縮短消化後食靡的「腸道通過時間」，增加順暢排便的機會。

綜合以上，我們可以發現，大部分的研究結果都是正面的。但是，這些研究的時間都是短期的（即 2 週 ~1 個月），而且不同菌種也存在不同的差異性，有的吃膠囊，有的喝優酪乳或吃優格，數量較難以統一量化。因此，不妨將補充益生菌當作是一種輔助性的方法或手段，長期來看，真正要解決功能性便祕的問題，還是要從改變飲食習慣著手，並掌握飲食關鍵，「膳食纖維」及「液體攝取量」都要足夠，才能發揮事半功倍的成效，而不是單一性地依賴益生菌補充。

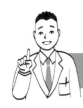

營養師小結論

短期內（2 週 ~1 個月）補充益生菌，可能有助於改變腸道的生理環境，如縮短消化後食糜的「腸道通過時間」，增加排便的機會，因此被認為是改善排便障礙的可能機制。但長期而言，成效仍不明確，目前尚未有充分的研究證明可行性。以此推論，排便不順時，補充「益生菌」只能視為一種「暫時性」的輔助方法。

「益生菌要吃多久、吃多少量，才有改善便祕的效果？」透過科學研究的回顧，只能很遺憾的說，因為每篇研究都使用不同的菌株，故難以斷定一致性的答案。不過，部分研究顯示，每天補充並且持續 2 週，即能觀察到改善現象。因人體腸道細胞每天都不斷脫落與增生，所以為了讓益生菌能穩定棲息於腸

道，比較務實的方法是「持續性」補充益生菌。

　　究竟哪些「益生菌」可能對排便比較有幫助？事實上，益生菌只是個統稱，底下包含多種菌。若以「菌屬」研究的數量來看，研究較多的菌屬是「比菲德氏菌屬」（*Bifidobacterium lactis*）及「乾酪乳酸桿菌屬」（*Lactobacillus casei*）。但這不代表其他「菌屬」就沒有保健功能，也許是科學家正在實驗當中，也或許是相關研究還未發表。而菌屬底下可再細分不同菌種，菌種可再細分不同的菌株，即使是相同菌種，但不同菌株都可能有所謂的「特異性」。

　　所以，建議大家在選購之前，面對琳瑯滿目的產品，不妨先以大範圍的「菌屬」區分來作分類，藉以找出最適合自己的補充產品。同時，亦可以「臺灣衛生福利部通過」之「健康食品認證」為優先考量，因該類產品都有經過嚴謹的食用安全性評估及保健功效性評估，對消費者而言更多了一層保障。

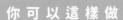
　　以營養觀點來看，正確改變飲食習慣，攝取足夠的膳食纖維及液體量，才是改善功能性便祕的根本之道。「補充益生菌」只能視為暫時性的一種輔助方法。

　　基於大量的科學研究支持，「膳食纖維」的確有助於排便，改善功能性便祕的問題。「膳食纖維」是指不被人體酵素消化的植物多醣體，大部分都來自植物。而膳食纖維的物理特性可分為「水溶性」及「非水溶性」兩類，兩者都有助於排便。簡單來說，「水溶性纖維」的水合能力較高，可以吸收較多的水分，使糞便較為柔軟，易於排出；「非水溶性纖維」則是可以加速消化後的食糜通過腸道的時間，並增加糞便體積及排便的機會。

　　在食物的選擇上，「水溶性纖維」多存在蔬菜、水果、莢豆類、燕麥及堅果種子，「非水溶性纖維」多存在部分蔬菜、水果、全穀類、五穀雜糧、麩皮等。多元化攝取各類來源才是正確之道。依美國食品藥品管理局（FDA）飲食建議，每日成人的膳食纖維應至少攝取 25 公克，而把握以下三原則，每日攝取足夠的膳食纖維其實並不難。

• 原則 1：每天至少攝取 1 份莢豆類食物（如豌豆、四季豆等）及至少 5 份以上的蔬菜水果。

- 原則 2：一半以上的主食以全穀類、燕麥為主或添加麩皮，並盡可能減少精緻加工的主食類。
- 原則 3：每天固定吃 1~2 份的堅果種子。

　　充足的液體補充，也是改善飲食便祕的重要原則。成人每天應至少飲用 2000 c.c. 的液體，觀察尿液顏色的變化，將有助於判斷體內的水分是否充足。若排尿顏色呈現透明或清淡黃色，表示體內水分是足夠的，若尿液顏色呈現較深的黃色，就表示體內已呈現脫水狀態，應立即補充水分。

　　最後仍要提醒各位朋友，當你決定補充益生菌時，請確保膳食纖維的攝取也要足夠，因為人體無法消化膳食纖維，便可以提供益生菌最佳的能量來源（如果膠、纖維素、β-葡萄聚糖等）。

　　整體來說，飲食中必須確保足夠的膳食纖維（每日至少 25 公克）及液體攝取（每日至少 2000 c.c.）為基礎。必要時，適度選擇國家認證的益生菌產品補充，並且養成固定排便的習慣，相信以上方法將有助於改善「功能性便祕」的困擾。

參考文獻（註）：

1. Dimidi, E., Christodoulides, S., Fragkos, K.C., Scott, S.M., Whelan, K. (2014). The effect of probiotics on functional constipation in adults: a systematic review and meta-analysis of randomized controlled trials. American Journal of Clinical Nutrition, 100:1075-1084.

2. Miller, L.E., Ouwehand, A.C. (2013). Probiotic supplementation decreases intestinal transit time: meta-analysis of randomized controlled trials. World Journal of Gastroenterology, 19:4718-4725.

3. Martínez-Martínez, M.I., Calabuig-Tolsá, R., Cauli, O. (2017). The effect of probiotics as a treatment for constipation in elderly people: a systematic review. Archives of Gerontology and Geriatrics, 71:142-149.

4. Huang, R., Hu, J. (2017). Positive effect of probiotics on constipation in children: a systematic review and meta-analysis of six randomized controlled trials. Frontiers in Cellular and Infection Microbiology, 7:153. 9 Pages.

5. Khalif, I.L., Quigley, E.M., Konovitch, E.A., Maximova, I.D. (2005). Alterations in the colonic flora and intestinal permeability and evidence of immune activation in chronic constipation. Digestive and Liver Disease, 37:838-849.

6. Rousseaux, C., Thuru, X., Gelot, A., Barnich, N., Neut, C., Dubuquoy, L., Dubuquoy, C., Merour, E., Geboes, K., Chamaillard, M., Ouwehand, A., Leyer, G., Carcano, D., Colombel, J.F., Ardid, D., Desreumaux, P. (2007). Lactobacillus acidophilus modulates intestinal pain and induces opioid and cannabinoid receptors. Nature Medicine, 13:35-37.

7. Waller, P.A., Gopal, P.K., Leyer, G.J., Ouwehand, A.C., Reifer, C., Stewart, M.E., Miller, L.E. (2011). Dose-response effect of Bifidobacterium lactis HN019 on whole gut transit time and functional gastrointestinal symptoms in adults. Scandinavian Journal of Gastroenterology, 46:1057-1064.

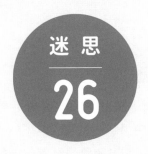

想要長肌肉就要吃高蛋白，對
健身的朋友來說，高蛋白是否
需特別攝取？

① 科學觀點

由不同強度運動的刺激，理解人體肌肉對蛋白質的攝入
與生長關鍵，運動前後各補充 1 份牛奶，就具有增長肌
肉的效用。

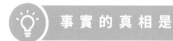

也 許 你 會 聽 說

　　阿 Ben 是一名國中體育老師，身高不高，骨架也較小。雖然他擁有明顯的肌肉線條，但屬於典型的「精瘦」體格。阿 Ben 的目標是擁有厚實胸膛和肌肉結實飽滿的手臂，就像電影《美國隊長》男主角厚實壯碩的身材。「想要變壯、長肌肉，就要吃高蛋白，不然做再多的重量訓練，最多只是強化你的肌肉線條及輪廓，但不會長出肌肉來。」一位健身教練這麼告訴他。阿 Ben 這才想起，以前也聽過這個說法，但他沒有時間準備三餐，於是想直接購買商業產品比較方便。但這類產品多數為國外進口，價格不斐。阿 Ben 認為，為了達成增長肌肉的目標，這些付出都是值得。究竟是否多吃蛋白質，就真的可以幫助長出肌肉了嗎？

　　事 實 的 真 相 是

　　說到長肌肉，大家首先想到的，除了舉重等重量及阻力訓練之外，就是吃高蛋白，特別是想要在短時間內，練出一身精壯肌肉的人，高蛋白飲食更是必備選項。在許多愛好健身人士的推波助瀾下，讓人以為吃某些高蛋白的商業產品，如「乳清蛋白」（Whey Protein Powder）、或添加「支鏈胺基酸」（BCAA）的補給飲品等，是增長肌肉的祕密武器。然而，實質上真的有幫助嗎？長期吃高蛋白，健康上難道不會有隱憂？

在生理學上，「肌肉」又被稱為「骨骼肌」（Skeletal Muscle），是指肌肉依附在骨骼底下，由數百、數千的肌肉纖維組成。這些肌肉纖維再各自以不同的蛋白纖維彼此組合，構成了肌肉。肌肉主要由骨骼、蛋白質及血管、神經、少許脂肪和碳水化合物（又稱為肝醣）共同組成。如果以肌肉比喻成房屋來說，蛋白質聚合起來形成一條又一條的肌肉纖維，這些肌肉纖維的角色，就像鋼筋水泥般，串起不同的肌肉組織，扮演支撐和連結的功能。所以說，增長肌肉的先決條件就是要增加「肌肉纖維」的「數目」與「密度」，生理學上我們稱為「肌肉肥大」（Muscle Hypertrophy）。其實，只要蛋白質量攝取足夠，並且搭配適度的重量訓練，就可以刺激肌肉細胞的生長，幫助肌肉纖維的生成。

荷蘭科學家 Cermak 等人在 2012 年發表的一項「文獻

關鍵概念釐清　01

只要確保 (1) 規律的重量及阻力訓練；(2) 飲食提供了滿足肌肉組織所需的蛋白質（建議範圍是每公斤體重的 1.2~2.0 公克），就可達到肌肉增長的目的。研究證明，一旦超出這個需求範圍，即使蛋白質吃得再多，肌肉質量並不會增長得比較多，且超高蛋白質反而會增加腎臟、肝臟代謝上的負擔。

統整後設分析」（Meta-analysis），分析 22 項隨機對照試驗
（Randomized Controlled Trials, RCTs），分析的樣本數共 680
名成人，作者觀察在「重量及阻力訓練」期間，給予蛋白質
補充後，確實可以增加體內「非脂肪組織」（Fat-Free Mass,
FFM）的體積量。「非脂肪組織」與「瘦體組織量」（Lean
Body Mass, LBM）兩者在生理上的意義是相近的。「瘦體組
織量」主要由肌肉構成，脂肪的含量極低，因此，是一項經常
用來評估肌肉量多寡的指標項目（註1）。

　　不過，在另外一項研究卻呈現不同結果。美國科學家
Verdijk 等人在 2009 年發表的研究中，採隨機雙盲試驗，針對
26 位平均年齡 72±2 歲的老年人，進行為期 12 週，每週 3 次
的「重量及阻力訓練」，並在訓練的前後額外給予總計 20 公
克的蛋白質。結果顯示，補充蛋白質的老年人，「肌肉量」與
「強度」沒有明顯的增加。因此，這可能說明「年齡老化」可
能會降低肌肉量的形成，形成阻礙（註2）。

　　以營養生化的角度來看，人體肌肉生成是動態的，任何時
間都不斷在進行蛋白質的分解與合成。什麼時候會進行肌肉蛋
白質的分解，什麼時候會進行肌肉蛋白質的合成，都要看實際
的生理情況而定。當一段時間的空腹（約 12~24 小時），甚至
是持續飢餓（通常超過 24 小時以上禁食）下，人體的「肝醣」
（Glycogen）耗盡時，肌肉就會開始分解組織內所儲存的蛋白
質，轉換葡萄糖，以維持血糖。這時就會進行肌肉蛋白質的分
解，最後造成肌肉質量減少。不過，經過實際觀察，對熱衷健
身的朋友來說，這情況幾乎不可能發生，因為健身的朋友幾乎

都知道這條準則，「刻意禁食，會分解肌肉的蛋白質，反而減少肌肉的質量」。但這對於想減重而刻意節食的朋友，卻是很容易發生的情況。相對的，何時會進行肌肉蛋白質的合成呢？其實，只要兩個條件，就能增加肌肉蛋白質合成。

1. 規律的「重量及阻力訓練」為前提，刺激肌肉纖維收縮，提高肌肉組織攝入血液中的循環胺基酸。

2. 確保飲食攝取足夠或較高的蛋白質。

　　以營養學來說，當體內的肌肉蛋白質合成時，肌肉質量增加，就可以達到所謂的「正氮平衡」（Positive Nitrogen Balance）。「正氮平衡」表示體內有蛋白質合成增加的現象。很多情況都會讓身體的蛋白質增加，包括受傷後的復原期、懷孕期以及肌肉訓練的階段（註3）。事實上，對於蛋白質的攝取量，建議大家先評估以下兩種情形：

1. 一般情況：

　　不特定從事健身活動的人，即一般健康成人，因無固定「重量及阻力訓練」習慣，這時身體對蛋白質的需求量不會特別提高，因此，每日所吃的蛋白質只要足夠就好。一般來說，健康成人每天所吃的蛋白質以每公斤體重 0.8~1 公克為合理的範圍，蛋白質占一天的總熱量比例為 12~16 %。例如一位體重 65 公斤的健康成人，每天所需要的蛋白質量，其實只需 52 公克的蛋白質即已足夠。可別有「或許蛋白質吃多一點，多少會幫助肌肉生長」的觀念。因為肌肉沒有經過運動刺激的收縮，並不會提高肌肉血液中胺基酸的攝入量。如果沒有從事運動訓練，多吃蛋白質，對肌肉增長

的效果只是白忙一場而已。

2. 定時從事重量及阻力訓練：

肌肉受到收縮的刺激後，會提高肌肉細胞對循環在血液中胺基酸的攝入量。因此，所需要的蛋白質就會比「一般情況」再高一些。以科學文獻來說，對定期從事健身的朋友，若要達到明顯的「肌肉增長」效果，每日蛋白質的攝取以每公斤體重的 1.2~2.0 公克為建議範圍（註3）。蛋白質增加的量，必須依阻力及重量訓練的頻率與強度來調整。

這裡提出另一個相關飲食迷思：在相同「重量及阻力訓練」的頻率與強度下，如果蛋白質吃得較多一些，是否也會讓肌肉長得比較多呢？美國科學家 Antonio 等人在 2014 年發表的研究，以「隨機對照試驗」（Randomized Controlled Trials, RCTs）設計，就證明了答案。

該研究共找 30 位固定進行重量訓練的成人，隨機分為兩組，一組是「高蛋白質組」（每日蛋白質攝取：每公斤體重 1.8 公克），另一組則是「超高蛋白質組」（每日的蛋白質攝取：每公斤體重 4.4 公克）。在這我們可以發現，「超高蛋白質組」所攝取的蛋白質是「高蛋白質組」近 2.5 倍之多。這個研究進行為期 8 週，透過身體組成分析，結果發現，因兩組都有固定從事重量訓練，且蛋白質都比一般建議量來得高，因此所有參加者的「肌肉質量」都有明顯增加。但有趣的是，「超高蛋白質組」所補充的蛋白質是「高蛋白質組」近 2.5 倍之高，但是兩組增加的「肌肉質量」卻都是一樣（註4）。這個研究證明了一點，即在固定的重量訓練下，只要提供滿足肌肉組織所需的

蛋白質，就可以達到肌肉增長的作用，蛋白質吃得越高，並不會讓肌肉增長得越多。

關鍵概念釐清　02

市面上專門販售給健身朋友的高蛋白營養品，其中的「乳清蛋白」等補給飲品，因含有比較高的「支鏈胺基酸」，可在更短的時間內到達肌肉組織被利用。因此，對於短時間內，需要進行大量密集重量及阻力訓練的人，如職業等級的健美選手來說，補充乳清蛋白的確有其優點所在。

　　市面上不少專門為健身朋友設計的高蛋白營養品，例如「乳清蛋白」，以及額外添加「支鏈胺基酸」（BCAA）的補給飲品等。這些產品通常訴求「提供肌肉生長最優質的蛋白質來源」，也在許多健身愛好者的口耳相傳之下，形成一股風潮。究竟這些產品對增長肌肉有沒有幫助呢？

　　事實上，「乳清蛋白」是一種來自牛乳的蛋白，約占牛乳總蛋白質的 20%，剩下 80% 則是「酪蛋白」（Casein Protein）。市面上販售的「乳清蛋白」一般是由牛乳加工製作乳酪時，將剩餘副產物「乳清」，再進一步加工進行分離及提煉。食品加工上，經過噴霧乾燥並去除水分後，多以粉末型態

存在，因此消費者在食用前，只要加水沖泡即可飲用，對於健身朋友來說是很方便的食用方式。

以「營養價值」來看，相較於一般牛奶的「酪蛋白」，「乳清蛋白」含有比較豐富的「支鏈胺基酸」，如「白胺酸」（Leucine）、「異白胺酸」（Isoleucine）及「纈胺酸」（Valine）。營養學上，「支鏈胺基酸」在人體的代謝與其他胺基酸有所不同。「支鏈胺基酸」會傾向在「肌肉組織」進行代謝，不像大部分的胺基酸都是先送往肝臟進行代謝。通常肌肉組織存在的「支鏈胺基酸」含量也比其他器官來得高，這可能說明肌肉組織對「支鏈胺基酸」的需求較高，正因為「乳清蛋白」有較高的「支鏈胺基酸」，不少運動營養專家認為，在健身後，適當補充「乳清蛋白」可以幫助肌肉組織的修復與增長。

2007 年澳洲科學家 Cribb 等人發表的一項研究，針對「重量訓練」成人給予「乳清蛋白」補充，為期 11 週後，透過「X 光雙能量吸收儀」（DEXA）評估肌肉的變化量，結果發現補充「乳清蛋白」後，肌肉纖維的數量有明顯的增加 (註5)。此外，我們再以蛋白質消化速度來看，「乳清蛋白」也比「酪蛋白」來得快。所以說，「乳清蛋白」提供的「支鏈胺基酸」可以在更短的時間內到達肌肉組織並完成利用代謝。因此，建議大家，若短時間內需要進行高密集的阻力重訓，如健美選手或需要較高肌肉活動量的專門運動員，如拳擊手、摔角選手，補充「乳清蛋白」的確有其優點存在。

但其實，若有經濟條件限制的健身朋友也無須擔心，運動後補充一般牛奶，就有肌肉增長的效果，不見得要購買比較昂

貴的「高蛋白營養品」。加拿大科學家 Hartman 等人在 2007
年發表的一項研究，針對 56 位成人，給予每週 5 日重量訓練，
並在訓練前、後各提供 1 份脫脂牛奶，進行為期 12 週，結果
指出，透過身體組成分析顯示，補充脫脂牛奶的成人，肌肉纖
維量（包括第一型及第二型肌肉纖維）都明顯增加。這顯示在
重量訓練中，補充一般牛奶就能夠幫助增長肌肉（註6）。而一
般牛奶中，80% 為酪蛋白，另 20% 為乳清蛋白，因此，若非
針對密集性的運動選手，一般而言，牛奶就含有適當的「支鏈
胺基酸」以及「酪蛋白」，也可提供肌肉生長所需的蛋白質。
另外其他高蛋白質豐富的食物，如蛋、起司、優格、瘦肉、海
鮮、黃豆等，也都是理想的蛋白質來源。

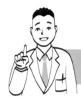

營 養 師 小 結 論

　　掌握以下兩點條件，即可掌握肌肉增長的關鍵原則：

1. 規律、固定的運動訓練（主要是重量及阻力訓練），在
   運動刺激下，可以提高肌肉對血液中循環胺基酸的攝入
   量（uptake ability）。

2. 為配合重量及阻力訓練，飲食要能提供足夠的蛋白質（建
   議範圍：每公斤體重的 1.2~2.0 公克）。蛋白質不是補充
   越多越好，有研究證明（註4），一旦高出這個範圍，蛋白
   質吃得再多，肌肉質量並不會增長得比較多。

　　市面上的商業高蛋白營養品如「乳清蛋白」，含有比較高
的「支鏈胺基酸」，理論上，「支鏈胺基酸」可以在更短的時
間內到達肌肉組織被代謝。因此，特別適合對於短時間內，需
要進行大量、密集訓練的健身者，如職業等級的健美選手、拳
擊手等。

　　市面販售的高蛋白營養品，雖然方便，但價格昂貴。業餘
的健身者無須特別購買這類產品，補充一般的牛奶就有增長肌
肉的作用。牛奶的蛋白質組成是 80% 酪蛋白 + 20% 乳清蛋白，
亦有適當的「支鏈胺基酸」。而酪蛋白的消化速度較慢，更適
合長時間、非密集性的訓練。有研究指出（註6），在訓練前、
後各提供 1 份脫脂牛奶，肌肉纖維的數量就有明顯的增長。而
其他食物，如：蛋、牛奶、起司、優格、瘦肉、海鮮、黃豆等，
也都是不錯的蛋白質來源。

要達到事半功倍的「增長肌肉」,請注意以下三點技巧。

1. 適當補充複合性碳水化合物:

   如一片薄的全麥吐司、三片雜糧餅乾,即可以避免身體處於飢餓狀態,減少運動後體內「升糖素」(Glucagon)的上升,進而減少肌肉蛋白質的分解,具有節省肌肉蛋白質的保護作用。

2. 蛋白質建議在重訓運動的前後各一小時內補充:

   重量及阻力訓練可以刺激肌肉纖維的收縮,提高肌肉組織攝入血液循環中的胺基酸。然而,人體攝入蛋白質需要時間消化,消化後的蛋白質會轉為小分子的胜肽及胺基酸才能被小腸吸收。吸收後會通過小腸細胞絨毛腔,再轉變個別的胺基酸,最後進入血液循環,如此才能讓受到收縮刺激後的肌肉組織,在適當的時間內攝入在血液循環中的胺基酸。建議在運動前、後至少一小時補充蛋白質,才能發揮較為理想的成效。

3. 適當的間隔休息:

   過於密集的訓練,缺乏間隔休息,反而讓肌肉的乳酸蓄積,造成肌肉疲勞,適得其反。一般來說,每週進行 4~5 天的重量訓練,並平均分配 2~3 天的休息日。讓肌肉有充分的時間進行合成與組織修復。

參考文獻（註）：

1. Cermak, N.M., Res, P.T., de Groot, L.C., Saris, W.H., van Loon, L.J. (2012). Protein supplementation augments the adaptive response of skeletal muscle to resistance-type exercise training: a meta-analysis. American Journal of Clinical Nutrition, 96:1454-1464.

2. Verdijk, L.B., Jonkers, R.A., Gleeson, B.G., Beelen, M., Meijer, K., Savelberg, H.H., Wodzig, W.K., Dendale, P., van Loon, L.J. (2009). Protein supplementation before and after exercise does not further augment skeletal muscle hypertrophy after resistance training in elderly men. American Journal of Clinical Nutrition, 89:608-616.

3. Phillips, S.M., Hartman, J.W., Wilkinson, S.B. (2005). Dietary protein to support anabolism with resistance exercise in young men. Journal of the American College of Nutrition, 24:134S-139S.

4. Antonio, J., Peacock, C.A., Ellerbroek, A., Fromhoff, B., Silver, T. (2014). The effects of consuming a high protein diet (4.4 g/kg/d) on body composition in resistance-trained individuals. Journal of the International Society of Sports Nutrition, 11:19. 6 Pages.

5. Cribb, P.J., Williams, A.D., Stathis, C.G., Carey, M.F., Hayes, A. (2007). Effects of whey isolate, creatine, and resistance training on muscle hypertrophy. Medicine and Science in Sports and Exercise, 39:298-307.

6. Hartman, J.W., Tang, J.E., Wilkinson, S.B., Tarnopolsky, M.A., Lawrence, R.L, Fullerton, A.V., Phillips, S.M. (2007). Consumption of fat-free fluid milk after resistance exercise promotes greater lean mass accretion than does consumption of soy or carbohydrate in young, novice, male weightlifters. American Journal of Clinical Nutrition, 86:373-381.

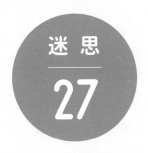

迷思
27

聽說補充維他命 B6、鈣、鎂，
可改善女性經前症候群不適，
真的嗎？

Q　科學觀點

認識經前症候群定義與個別營養素補充建議，其實透過
多重生活型態調整，更勝單一營養素補充；若症狀已嚴
重影響生活，尋求正規醫療才是正途。

? 也許你會聽說

　　「經前症候群」（Premenstrual Syndrome, PMS），總讓部分女性朋友困擾。它伴隨著生、心理上的不適，常見的生理症狀包括容易疲倦、身體容易酸痛、胸部易漲痛及腹脹等；心理上，包含各種負面情緒反應，如焦躁不安、心情起伏不定，甚至引起睡眠障礙。近年來，聽說補充「維他命 B 群」及「礦物質」，可以幫助改善經前症候群的症狀。在國外，這樣的說法更是行之有年，甚至被認為是一種自然療法。透過保健食品的補充，讓不想吃藥或者擔心「荷爾蒙療法」副作用的女性朋友們，彷彿多了一道曙光。然而，維他命礦物質種類這麼多，補充哪些才有幫助？以上是否有科學證據的佐證呢？

事實的真相是

　　「經前症候群」對部分的女性朋友來說確實是一項惱人的疾病，在月經週期裡，通常症狀好發於「黃體晚期」（the Late Luteal Phase），也就是經前 1~2 週，而大多數症狀隨著「經期結束」（Menstruation）而消退。「經前症候群」的成因仍不明確，但一般認為可能與女性荷爾蒙的調節與分泌有關，因此，目前常規的治療藥物主要以「荷爾蒙藥物」為主，如口服避孕藥、促性腺激素釋放活化劑（Gonadotropin releasing hormone agonist）等。若有嚴重的情緒問題，醫師也會評估實際狀況，視需要給予抗憂鬱劑、或減緩焦慮的藥物。不過以上

都屬藥物治療，難免會有副作用，因此，尋求非藥物治療的「替代性方法」（Alternative Therapy）就成為近年來科學家的研究興趣。

關鍵概念釐清

維他命與礦物質的種類非常多，但科學研究上多集中在「維他命 B6」與「鈣」這兩種微量營養素，僅有非常少數的研究指出，適當補充可能對減緩「經前症候群」症狀有幫助。其他營養素，如「鎂」及「維他命 E」，不但研究數量及實驗樣本過少，且幾乎不存在正面的結果。事實上，「經前症候群」並非營養素不足造成的疾病，補充維他命或礦物質，只能視為一種「輔助性」的替代方法，且不具有任何療效。

　　維持正常神經功能與神經傳導物質（Neurotransmitters）之合成有關的微量營養素，如「維他命 B6」或「礦物質」中的鈣，最早受到科學家的關注。早期的研究將這些營養素以補充劑的方式介入，並評估是否可以幫助改善「經前症候群」的症狀。一般來說，過去研究分為兩種類型，一種是「單一營養素的介入性研究」，另一種則是「流行病學飲食調查」。

　　「飲食調查」有很多種，最多用在「經前症候群」的是「嵌入型病例對照法」（Nested Case-Control, NCC）。簡單來說，就是觀察一群女性健康成人，長時間蒐集飲食資料及營養素攝

取量，而在特定一段時間過後（通常長達好幾年），根據最後已有經前症候群症狀的女性成人（稱病例組）及健康正常女性（稱對照組），去往前追溯在這一段期間內，兩組人的營養素攝取量是否存有差異。如果有明顯差異，我們就可以推測，某營養素可能與這個「經前症候群症」相關。因此，科學家們就會再進一步作單一營養素介入型的研究，以釐清真相。以下我們就回顧幾篇科學文獻，來澄清這個飲食迷思。

1. 鈣質

美國科學家 Thys-Jacobs 等人在 1989 年及 1998 年所發表的兩篇飲食介入研究，以「隨機對照試驗」（Randomized Controlled Trials, RCTs）為設計，前者針對 33 位已有「經前症候群」症狀的女性，每天給予 1000 毫克的鈣質補充，持續 3 個月。結果顯示，相較沒有補充鈣的人，有補鈣的人在「經前症候群」的不適症狀表現上，主要是心理症狀，如負面情緒反應、身體疼痛指數以及對於食慾的增加等，都已達到減緩症狀的結果（註 1）。

而同樣的作者，在之後 1998 年發表的研究中，則是完成更大型的「隨機對照試驗」。這篇研究計有 466 位「經前症候群」症狀的女性參與，參加者每日補充 1000 毫克鈣質，持續 3 個月，結果指出，相較沒有補充鈣質的女性，補鈣女性在「經前症候群」整體症狀表現上（包含生理、心理層面）有明顯的改善（註 2）。

另外，美國科學家 Bertone-Johnson 等人在 2005 年發表的研究中，則發現飲食攝取較高的「維他命 D」及「鈣質」，可

能有助於減少「經前症候群」症狀的發生風險。作者使用「嵌入型病例對照法」（Nested Case-Control, NCC）與「飲食頻率問卷調查法」（FFQ）來進行調查。針對 1991 年 22~47 歲的健康女性成人，長達 10 年的追蹤後，觀察到有 1057 位婦女有「經前症候群」不適症狀的發生。這項研究用「往前回溯」的方式，觀察過去 10 年間的營養素攝取狀況（1991 年、1995 年及 1999 年各調查一次），結果發現，有「經前症候群」症狀的女性，日常飲食攝取的「維他命 D」與「鈣質」都比一般正常女性要明顯來得低（註 3）。

2. 維他命 B6

除了「鈣」以外，另一個最常被提到可以減緩「經前症候群」症狀的營養素，就非「維他命 B6」莫屬了。營養學上，「維他命 B6」主要是參與蛋白質與胺基酸的代謝，人體許多重要的「神經傳導物質」的製造，都少不了「維他命 B6」的幫忙。如 GABA（一種神經傳導物質，與情緒調節有關）、血清素（Serotonin）、多巴胺（Dopamine）等，這些物質都與情緒調節有關。因此有科學家認為，補充「維他命 B6」，可能藉由改善神經系統的功能與穩定性，而減緩「經前症候群」的不適症狀（註 4）。

加拿大科學家 Whelan 等人在 2009 年發表一項綜合性的「回顧文獻」（literature review），作者彙整了過去 30 年來，有關改善「經前症候群」的營養素介入研究，除了維他命礦物質外，也包括草木本植物。作者篩選出 29 篇研究，將近一半都與「維他命 B6」有關（計有 13 篇）。實驗期間約 2~3 個月

不等，參加者是具有「經前症候群」症狀的女性。不過參加者
每日補充「維他命 B6」的單位都非常高，每日約 100~500 毫
克不等。然而這 13 篇研究，結果並不一致，只有少部分結果
顯示，補充「維他命 B6」只對「經前症候群」的心理層面，
即「情緒負面反應」有明顯的改善，而生理層面卻沒有實質的
幫助（註4）。

　　而另一篇研究則有不同發現。英國科學家 Wyatt 等人在
1999 年發表的一篇綜合性的「回顧文獻」，作者回顧了 9 篇
研究，分析對象計有 940 位女性。結果指出，每日至少補充「維
他命 B6」100 毫克的女性，不論是心理或生理層面，在經前
症候群的表現上都能明顯減緩不適感（註5）。

　　那麼，一般健康成人每天要吃多少的維他命 B6 才是理想
的呢？依臺灣「國人膳食營養素參考攝取量」（DRIs），每
日維他命 B6 只需 1.5 毫克即便足夠。但科學文獻上使用維他
命 B6 介入的研究，劑量單位都非常高，少則 100 毫克，多則
高達 500 毫克，可說是一般成人建議量的 60~70 倍之多。這麼
高單位的維他命 B6，已超出我們身體需求太多。合理推論前
述科學家之所以會使用這麼高的單位，主要是藉由高劑量的維
他命 B6 來發揮藥理作用，其用途以藥物治療為目的，而非營
養補充。

　　同時也提醒大家，長期攝取高單位的維他命 B 群，可能
不利於健康。特別是超過國人營養素攝取上限的劑量，如臺灣
在攝取維他命 B6 的每日上限是 80 毫克，一旦超過上限範圍，
即可能增加神經病變風險。

　　事實上，補充維他命 B6 是否有助於減緩「經前症候群」的症狀，儘管已累積不少科學文獻，但是到目前為止，結果都尚未定論，原因不外乎是研究成果的不一致。同時，文獻所使用的維他命 B6，每日補充單位都超過 100 毫克，屬於醫藥等級，在臺灣已非一般食品的營養補充方式。至於中低劑量（如每日補充 20~40 毫克）的維他命 B6 有沒有幫助？因目前欠缺大型的研究佐證，仍無法證明其可行性。

3. 其他營養素如「鎂、維他命 E」

　　也有研究指出，補充「鎂」或「維他命 E」，也可能減緩「經前症候群」的不適症狀。但因研究的樣本數過少及無法呈現一致性的正面結果，因此，以科學佐證的能力來看是不足的。值得一提的是，維他命 B 群中，除了前面提到的「維他命 B6」之外，事實上，「維他命 B1 及 B2」也負責維持正常的神經功能。

　　2011 年美國科學家 Chocano-Bedoya 等人利用營養流行病學調查的方法，針對 3000 位美國女性成人，共花了 10 年時間進行調查。結果指出，日常飲食中攝取較高的「維他命 B1 及 B2」，發生「經前症候群」症狀的相對風險則明顯較低，雖然有這樣的新發現，但因缺乏單一營養素的介入型研究，「維他命 B1 及 B2」是否能改善「經前症候群」的症狀至今難有定論，科學佐證能力仍然不足 (註6)。

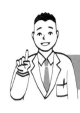

營 養 師 小 結 論

　　「經前症候群」的發生原因仍不清楚，但一般認為可能與女性荷爾蒙的分泌與調節有關。有關補充「維他命礦物質」可以舒緩「經前症候群」症狀的說法，雖然存在已久，但實際上，許多臨床研究的結果並不一致，也欠缺大型的「隨機對照試驗」之證明。

　　透過科學文獻搜尋，目前僅有少數的營養素介入型研究，觀察到補充高單位的「維他命 B6」（每日大於 100 毫克以上）或者「足夠的鈣攝取量」（每日 1000 毫克），對舒緩症狀可能有些許的改善，其他營養素則沒有正面的結果。

　　「經前症候群」並非營養素不足造成的疾病，補充「維他命礦物質」只能視為一種「輔助性」的替代方法，且並不具有任何療效。

　　長期補充高單位的維他命 B 群（如維他命 B6），未必對健康有利，一來是身體的實際需求少（一般成人每日只需 1.5 毫克的維他命 B6 便已足夠）。長期過高的劑量，會讓血漿的維他命 B6 濃度處於過飽和狀況，多餘的維他命只是隨著尿液而排泄。再者，高單位的維他命 B 群（如每日補充維他命 B6 超過 100 毫克），反而適得其反，可能增加神經病變的風險。

「經前症候群」的症狀，若已嚴重影響到生活者，切勿過度聽信民間偏方或過度依賴營養補充品，尋求正規的醫療途徑才是正確之道。

　　以科學證據來看，額外補充「維他命礦物質」，對減緩「經前症候群」的症狀並未獲得足夠的科學證據支持。

　　每天攝取足夠鈣質 1000 毫克，則可以相對減少「經前症候群」的發生風險。值得一提是，臺灣成人女性的鈣質攝取普遍不足，每日的平均攝取量約 400~500 毫克，是每日建議量的一半。建議大家在日常飲食中多攝取鈣質豐富的食物，如一天攝取 2 份低脂乳製品及優格、適當海鮮類（含帶骨的小魚乾）、多攝取蔬菜類如花椰菜、甘藍菜，並鼓勵多吃豆科植物、乾果類、堅果種子。以上都是補充鈣質的好方法。若日常飲食仍無法均衡，短期內適當補充膳食補充品也是一項折衷的替代方法。但以健康效益來說，仍以含鈣豐富的食物為優先考量。

　　透過多重生活因子調整，更勝於單一營養素補充。包括：均衡飲食、正常作息及培養規律的運動習慣，如慢跑、游泳、有氧舞蹈、瑜伽等，可以幫助肌肉伸展及調節情緒，有助於減少「經前症候群」帶來的不適症狀。

參考文獻（註）：

1. Thys-Jacobs, S., Ceccarelli, S., Bierman, A., Weisman, H., Cohen, M.A., Alvir, J. (1989). Calcium supplementation in premenstrual syndrome: a randomized crossover trial. Journal of General Internal Medicine, 4:183-189.
2. Thys-Jacobs, S., Starkey, P., Bernstein, D., Tian, J. (1998). Calcium carbonate and the premenstrual syndrome: effects on premenstrual and menstrual symptoms. American Journal of Obstetrics and Gynecology, 179:444-452.
3. Bertone-Johnson, E.R., Hankinson, S.E., Bendich, A., Johnson, S.R., Willett, W.C. Manson, J.E. (2005). Calcium and vitamin D intake and risk of incident premenstrual syndrome. Archives of Internal Medicine, 165:1246-1252.
4. Whelan, A.M., Jurgens, T.M., Naylor, H. (2009). Herbs, vitamins and minerals in the treatment of premenstrual syndrome: a systematic review. Canadian Journal of Clinical Pharmacology, 16:e407-e429.
5. Wyatt, K.M., Dimmock, P.W., Jones, P.W. O'Brien, P.M. (1999). Efficacy of vitamin B-6 in the treatment of premenstrual syndrome: systematic review. British Medical Journal, 318:1375-1381.
6. Chocano-Bedoya, P.O., Manson, J.E., Hankinson, S.E., Willett, W.C., Johnson, S.R., Chasan-Taber, L., Ronnenberg, A.G., Bigelow, C., Bertone-Johnson, E.R. (2011). Dietary B vitamin intake and incident premenstrual syndrome. American Journal of Clinical Nutrition, 93:1080-1086.

綠蠹魚 YLP16

營養師教你不用怕：用實證科學破解 27 個常見飲食迷思

作　　者　蔡正亮
特約編輯　莊月君
行銷企劃　沈嘉悅
美術設計　職日設計
插畫繪製　黃明惠
副總編輯　鄭雪如

發 行 人　王榮文
出版發行　遠流出版事業股份有限公司
　　　　　100 臺北市南昌路二段 81 號 6 樓
　　　　　電話　(02)2392-6899
　　　　　傳真　(02)2392-6658
　　　　　郵撥　0189456-1
　　　　　著作權顧問　蕭雄淋律師

2018 年 4 月 1 日初版一刷
售價新臺幣 350 元（如有缺頁或破損，請寄回更換）
有著作權 · 侵害必究　Printed in Taiwan
ISBN 978-957-32-8219-8

遠流博識網　www.ylib.com　E-mail: ylib@ylib.com
遠流粉絲團 www.facebook.com/ylibfans

國家圖書館出版品預行編目（CIP）資料

營養師教你不用怕：用實證科學破解 27 個常見飲食迷思 / 蔡正亮著
— 初版 . — 臺北市：遠流 , 2018.04　　368 面；14.8×21 公分 . —（綠蠹魚；YLP16）

ISBN 978-957-32-8219-8（平裝）　　1. 健康飲食　　411.3　　107001175